# 老年人健康教育手册

## 常见共性健康问题专家解答

黎志宏　张孟喜　李艳群　主编

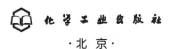

化学工业出版社

·北京·

本书从老年人的排泄、躯体、安全以及精神、心理和认知这四类问题出发，详细地阐述所有问题发生的原因、后果、预防以及简单易行有效的处理和保健方法。本书力求内容科学系统，取材贴近生活，文字通俗易懂，具有很好的可读性和实用性。

本书适合老年科医护人员及相关医学院学生阅读。

**图书在版编目（CIP）数据**

老年人健康教育手册：常见共性健康问题专家解答/黎志宏，张孟喜，李艳群主编．—北京：化学工业出版社，2018.1(2023.1 重印)

ISBN 978-7-122-30950-1

Ⅰ.①老…　Ⅱ.①黎…②张…③李…　Ⅲ.①老年人-保健-手册　Ⅳ.①R161.7-62

中国版本图书馆 CIP 数据核字（2017）第 273695 号

责任编辑：戴小玲　　　　　　　　文字编辑：焦欣渝
责任校对：王　静　　　　　　　　装帧设计：史利平

出版发行：化学工业出版社（北京市东城区青年湖南街 13 号　邮政编码 100011）
印　　装：涿州市般润文化传播有限公司
710mm×1000mm　1/16　印张 13¾　字数 272 千字
2023 年 1 月北京第 1 版第 6 次印刷

购书咨询：010-64518888　　　　　　　　售后服务：010-64518899
网　　址：http://www.cip.com.cn
凡购买本书，如有缺损质量问题，本社销售中心负责调换。

定　　价：39.00 元　　　　　　　　　　　　　版权所有　违者必究

# 编写人员名单

| 主　　编 | 黎志宏 | 张孟喜 | 李艳群 | | |
|---|---|---|---|---|---|
| 副 主 编 | 王海琴 | 何桂香 | 肖腊梅 | | |
| 编写人员 | 黎志宏 | 张孟喜 | 李艳群 | 王海琴 | 何桂香 |
| | 肖腊梅 | 李文英 | 谢立春 | 李泽波 | 刘　佳 |
| | 刘跃华 | 骆　璐 | 范　勇 | 张　慧 | 郭春波 |
| | 苏　晶 | 聂　贞 | 唐湘铧 | 彭　蕾 | 刘顺英 |
| | 刘　昀 | 邹艳辉 | 高竹林 | 高　珊 | 刘倩晗 |
| | 朱冰船 | 傅柳英 | 赵丽英 | 傅清平 | 崔　薇 |
| | 郭　亮 | | | | |

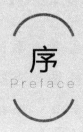

# 序
Preface

　　人口老龄化是世界人口发展的必然趋势，我国现在正处于快速老龄化期，到 2020 年，老年人口将达到 2.48 亿，2050 年老年人口更将达到 4 亿。因此，老年人日益增长的医疗需求与资源有限的矛盾将日益凸显，未富先老的现状与未来，无疑给老年医学带来严峻的考验，也给老年人群的保健护理提出了更高的要求。

　　老年人的健康问题比成年人多而复杂，我国传统的医疗保健体系是以疾病为中心的模式，随着老年医学的迅速发展，许多新知识和新理念均逐步引入到老年医学。老年专科医师和专科护士均逐步建立了"全人"医疗照护的思维和理念，不仅重视老年共病和功能缺损，而且更关注认知障碍、营养不良、抑郁、谵妄、跌倒、大小便失禁、压疮、误吸等老年综合征与（或）老年问题。这些老年综合征在住院老年人以及养老院的老年人中常见，在社区老年人群中也普遍存在。他们都迫切需要这方面的保健知识。本书为老年科护士向广大老年人群传播新的老年医疗保健知识读本，为老年人常见的一些健康问题答疑解惑。

　　中南大学湘雅二医院老年病科建于 1961 年，是中华医学会老年医学分会第七、八届副主任委员单位，湖南省医学会老年专业委员会主任委员单位。经过 56 年的努力，老年病科日益壮大，拥有一批在老年病临床医疗与保健方面具有丰富经验的医疗护理人才，为国内专科齐全、病床较多、诊疗抢救设备完善的老年医学医疗单位之一。

　　本书由中南大学湘雅二医院黎志宏副院长组织 20 多位具有丰富临床经验的医疗、护理、保健专家撰写而成。全书围绕 32 个老年人常见健康问题，详细地阐述了所有问题发生的原因、后果、分类、预防以及简单、易行、有效的处理和保健方法。书中内容深入浅出、通俗易懂、防治结合，以预防为主，重点突出，具有很好的可读性和实用性。无论对从事老年医疗保健的从业人员和医学生，还是对普通老年人群，都有很高的参考价值。

中华医学会老年医学分会第七、八届副主任委员
中南大学第二届湘雅名医
中南大学湘雅二医院老年病学教授
2017 年 10 月

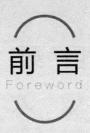

# 前 言
Foreword

　　随着我国人口老龄化趋势的不断加剧，老年人的健康保健知识需求越来越大。为了适应全球老龄化的发展形势，国务院在《中国老龄事业发展"十二五"规划》中明确提出：要在"十二五"期间"发展老年保健事业，广泛开展老年健康教育，普及保健知识，增强老年人运动健身和心理健康意识"。在新形势下，老年健康保健需求与健康教育不仅迫在眉睫，也提到了议事日程。

　　现代医学发展迅速，一日千里，老年医学更是取得了长足的进步，已经并开始关注老年综合征和老年常见问题的评估和照护，而目前的老年保健资料大多还是以疾病为中心，很少有关于老年人常见的共性健康问题（如便秘、尿失禁、跌倒、皮肤瘙痒、慢性疼痛、痴呆等）的书籍。因此，中南大学湘雅二医院老年病科组织多位长期从事老年医疗、护理与保健的专家编写本书，向老年科护士普及广大老年人的健康保健知识，以便他们对老年人做一些常见健康问题的预防和自我保健意识的健康教育，提高老年人的生活质量，同时为国家与家庭减少医疗负担。

　　本书从老年人的排泄、躯体、安全以及精神、心理、认知这四类问题出发，详细地阐述了所有问题发生的原因、后果、预防以及简单易行有效的处理和保健方法。书中提出的健康问题适合老年科护士向所有的老年朋友以及即将跨入老年期的中年朋友做健康教育。本书力求内容科学系统全面，取材贴近生活，文字通俗易懂，具有很好的可读性和实用性。

　　在本书编写过程中，参阅了大量的中外文献资料，在此谨向这些作者、出版者致以衷心的感谢。同时，本书的编写得到了湖南省资深护理专家方立珍和刘筱英的悉心指导，在此，致以最诚挚的感谢。

　　本书在编写审校过程中如有疏漏，盼您斧正。

编者

2017 年 10 月

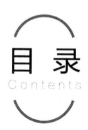

# 目 录
Contents

第一章

## 老年人的常见排泄问题

## 第二章　老年人常见的躯体问题

# 老年人的常见安全问题

## 第六节　老年人走失 / 156

# 第四章　老年人常见的精神、心理、认知问题

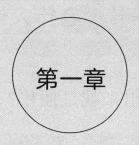

# 第一章

# 老年人的常见排泄问题

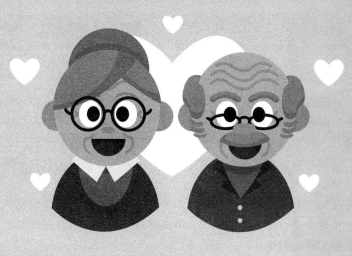

# 第一节　老年人便秘

 ## 大便一次拉不出来就是便秘?

便秘是老年人最常见的消化道症状,指在不使用通便剂的情况下,每周排便少于 3 次,至少有 25% 的时间(或者每 4 次大便中至少有 1 次)存在排便困难和(或)排便不尽、不畅、不爽的主观不适感,排出的大便干燥、坚硬,且这种情况至少持续 2 周以上。或者在正常生活状态下,每周排便次数少于 2 次,即使没有任何其他症状,也可以诊断为便秘。

 ## 有老年人问,便秘要不要紧?　不去医院看行吗?

(1)过度用力排便可致原有冠状动脉粥样硬化性心脏病(简称冠心病)的老年人发生心绞痛以及心肌梗死,高血压病患者发生脑血管意外。

> 曾经有一位 72 岁患急性心肌梗死的老年男性,在绝对卧床 1 周后,下床大便时,由于过度用力排便,而诱发再次心肌梗死,危及生命,经积极抢救才得以转危为安。

(2)合并前列腺肥大者,可因粪便滞留压迫而加重排尿困难和尿潴留。

(3)长时间便秘可影响食欲及肠道营养物质的吸收,使体内有毒物质在肠道的停留时间延长,而被大量吸收,引起毒性反应。主要表现为腹胀、食欲减退、恶心、口苦、精神萎靡、头晕乏力、全身酸痛,部分人有贫血、营养不良,严重者可导致谵妄、尿失禁等。

(4)导致痔疮和肛裂,或使老年人发生各类疝的可能性增加或使疝加重。

(5)老年便秘者,排便时间较长,由蹲位站起时,可因直立性低血压,导致脑供血不足而发生晕厥跌倒。

(6)长期应用泻药,可导致结肠黑变病。长期便秘者还易发生结肠癌。

(7)干燥的粪块堵塞直肠不能排出,引起严重的大便嵌塞症状。肠道加强收缩导致腹痛、会阴部痛、肛门坠胀;强力用力排便导致肛裂、出血;直肠黏膜损伤导致溃疡、穿孔;肛管括约肌松弛导致粪水从硬便旁流出,从而出现大便失禁;时间长会导致巨结肠、低位肠梗阻、尿潴留、尿失禁等严重后果。

## 便秘怎么分类?

（1）按病程或起病方式可分为急性便秘和慢性便秘。超过半年的便秘称为慢性便秘。

（2）按病因可分为器质性便秘和功能性便秘。器质性便秘是由某些疾病引起的便秘，如结直肠病变、肠梗阻、糖尿病等；功能性便秘多由不良的生活习惯所导致。

（3）按粪便块积留的部位可分为结肠型便秘和直肠型便秘。

（4）根据肠动力异常的类型，可以将其分为慢传输型便秘、出口梗阻型便秘以及混合型便秘。慢传输型便秘是指结肠传输功能障碍，肠内容物通过缓慢所引起的便秘；出口梗阻型便秘是指粪便通过直肠和肛管时受阻导致的排便困难。

 ## 什么是功能性便秘?

功能性便秘又称习惯性便秘，指原发性持续性便秘，是老年人最常见的胃肠道症状之一，表现为排除胃肠道器质性疾病后，粪便排出困难、排便次数减少（2～3天以上排便一次），且粪便坚硬、便量减少、便后无舒畅感。功能性便秘一般由于生活规律改变、情绪抑郁、饮食因素、排便习惯不良、药物作用等因素所致，例如，外出旅行的人，由于生活规律、周围环境的改变，以及劳累等因素的影响，多会出现便秘，这种便秘则属于功能性便秘。

 ## 如何诊断功能性便秘?

（1）应包括以下两个或以上症状（至少每 4 次排便中有 1 次）：

① 排便费力。

② 有排便不尽感。

③ 粪便为块状或硬便。

④ 有肛门直肠梗阻和（或）阻塞感。

⑤ 需要用手操作（如手指辅助排便、盆底支撑排便）以促进排便。

⑥ 排便少于每周 3 次。

（2）不用缓泻药几乎没有松散大便，不符合肠易激惹综合征的诊断标准。

（3）诊断前至少 6 个月出现症状，最近 3 个月满足以上标准。

 ## 为什么老年人容易发生便秘?

饮食、疾病、药物、精神等因素都可能导致便秘，但主要原因可归结为两种：一是器质性病变引起的便秘，如肿瘤、炎症、结核、息肉等；二是功能性便秘，如结肠动力功能低下、肠道蠕动功能减退等。产生便秘的原因有很多，主要包括以下几个方面：

（1）老年人排便动力不足 排便时不仅需要肛门括约肌的舒张、提肛肌向上向外牵拉，而且还需要膈肌下降、腹肌收缩、屏气用力来推动粪便排出。年老体弱、久病卧床等，可因膈肌、腹肌、肛门括约肌收缩力减弱，腹压降低，而使排便动力不足，使粪便排不干净，粪块残留，发生便秘。

（2）老年人疾病因素 肠管肿瘤、腹腔内巨大肿瘤、慢性炎症、巨结肠症、过敏性结肠炎、大肠憩室炎、手术后并发的肠粘连、部分性肠梗阻等，可使粪便通过受到阻碍，在肠管内停留时间过长，形成便秘。水分损失过多，如大量出汗、呕吐、腹泻、失血及发热等均可使水分损失，代偿性引起粪便干结。

（3）老年人活动量减少，饮食结构不合理 饮食过少、过精、过细，食物中的纤维素和水分不足，对肠道不能形成一定量的刺激，肠蠕动缓慢，不能及时将食物残渣推向直肠，在肠内停留时间延长，水分过多吸收而使粪便干燥。

（4）不良的排便习惯 如排便时看报纸、听广播，排便不定时等；拖延大便时间，把大便当作无关紧要、可早可迟的事，忽视定时排便的习惯；工作过忙、情绪紧张、旅行生活等，拖延了大便时间，使已到了直肠的粪便返回到结肠；患有肛裂和痔疮等肛门疾病，恐惧疼痛，害怕出血，不敢大便而拖长大便间隔时间。这些都可能使直肠壁上的神经细胞对粪便进入直肠后产生的压力感受反应变迟钝，使粪便在直肠内停留时间延长而不引起排便感觉，形成习惯性便秘。

（5）精神因素 精神上受到强烈刺激、惊恐、情绪紧张、忧愁焦虑或注意力高度集中某一工作等，从而促使发生便秘并加重。

（6）药物因素 服用碳酸钙、氢氧化铝、阿托品、普鲁本辛、吗啡、苯乙哌啶、碳酸铋等，及铅、砷、汞、磷等中毒都可引起便秘。长期滥用泻药，使肠壁神经感受细胞的应激性降低，即使肠内有足量粪便，也不能产生正常蠕动及排便反射，因而导致顽固性便秘。

 # 老年人便秘通便就行了吗？ 其治疗目的是什么？

老年人便秘治疗的目的不仅是通便，还应包括恢复正常的胃肠转运和排空，调节粪便质地，解除便秘引起的不适，建立正常的排便规律和排便行为，以及去除病因等。因此，单纯通便是不行的，应嘱老年便秘患者到医院进行检查，确诊便秘的病因，排除器质性病变，必要时要做肠镜检查，了解有无肠道肿瘤、炎症、肠结核或肠息肉等。由专科医师确定便秘的原因和类型。

 # 老年人便秘的治疗方法有哪些？

不同性质的便秘其治疗方式也各异，主要包括非药物治疗、药物治疗、生物反馈治疗和手术治疗等，比如某些器质性病变造成的便秘，可能需用手术去除病因，然后再配合使用其他方法。

 # 便秘的非药物治疗方法有哪些？

非药物治疗方法包括：建立正常规律的排便习惯；养成良好的饮食和生活习惯，每天至少饮水 1500 毫升，多吃含粗纤维的粮食及蔬菜、瓜果豆类食物，生活起居有规律；保持良好的心理状态；防止或避免使用引起便秘的药品，不滥用泻药；坚持耐力锻炼，每天至少走 2 个公共车站路程；积极治疗全身性及肛周疾病等。

（1）宜食含粗纤维丰富的蔬菜和水果，多饮水。多食富含 B 族维生素及润肠的食物，如粗粮、豆类、银耳、蜂蜜等，炒菜时适当增加烹调油。忌酒、浓茶、辣椒、咖啡等食品。

（2）保持精神愉快，情志舒畅。若情志失和，忧愁思虑过度，可致气机郁滞而传导失职造成便秘。平时宜多听柔和的音乐，避免观看感官刺激及情节紧张的电影电视。心胸应豁达，遇事勿怒。培养养花、养鸟、养鱼等习惯来陶冶情操。

（3）有老年便秘患者说，天天早上喝蜂蜜水，可还是便秘。那么可选择适合的食疗方，如绿豆粥、百合蜂蜜粥、香蕉奶味粥、红薯粥等。

（4）选成熟、新鲜、个大的土豆，用冷开水洗净，然后用洁净的器具捣碎，用干净的纱布拧出汁，便可服用。用法：每天早饭和午饭前各服半杯，可收到较好的治疗效果。

（5）养成按时排便的习惯，使直肠对排便运动产生条件反射。每天早晨饮一杯淡盐水，能增加粪便，并刺激肠蠕动，有利于排便。

**可推荐给便秘老年人的常用食疗方**

### 百合蜂蜜汤

【材料】百合 50～60 克（鲜者 80～100 克），蜂蜜 20 克。

【做法】将干百合浸泡 4 小时（鲜者无需浸泡），加水 300 毫升，文火煎 30 分钟，煮至百合烂熟后倒入蜂蜜和匀。

【用法】每日一剂，分早晚两次服，15 日为 1 个疗程。一般服药第 2 天即开始排便，并无泻药所致腹痛、腹泻等症状。

## 米汤蜜蛋花

【材料】热米汤，蜂蜜，鸡蛋。

【做法】准备好一份热米汤，然后加入适量的蜂蜜以及一个鸡蛋，搅拌均匀。

【用法】等待15分钟之后可以直接服用。

## 木耳鹌鹑蛋

【材料】白木耳，鹌鹑蛋，冰糖。

【做法】将白木耳放入清水之中浸泡12小时，然后将木耳洗干净之后放入锅中，加入准备好的冰糖、去壳的鹌鹑蛋，然后一起炖煮。

【用法】煮熟之后就可以服用，每天早上空腹吃一次。

## 首乌大枣粥

【材料】何首乌，粳米，大枣。

【做法】将何首乌加水煎汤，去渣取汁，再与粳米、大枣共同煮粥，粥成时调入冰糖。

【用法】煮熟之后服用，每天早上空腹吃一次。

## 芝麻粥

【材料】芝麻，粳米，蜂蜜。

【做法】将芝麻放入锅中翻炒熟。将粳米和清水一起熬煮成粥，大约八成熟时加入准备好的芝麻以及蜂蜜，搅拌均匀，煮熟。

【用法】每天早晚的时候各吃一次。

## 红薯粥

【材料】红薯，粳米。

【做法】将红薯去皮之后洗干净，然后切成小块备用，将准备好的红薯以及粳米加入适量的清水一起熬煮成粥。

【用法】每天早晚各吃一次。

## 香蕉奶味粥

【材料】配方奶粉4勺，大米烂粥1碗，香蕉1根，葡萄干10克。

【做法】葡萄干切碎，将配方奶粉倒入煮好的大米烂粥里搅匀，香蕉捣成泥加入奶粥里，撒上葡萄干碎末。

【用法】每天早晚各吃一次。

# 老年人便秘可以常吃哪些蔬菜？

日常生活中便秘老年人应该多吃一些纤维素含量非常丰富的食物，例如番薯、芋头等粗粮，以及芹菜、韭菜、甘蓝、金针菇、菠菜、黄瓜、海带、莴苣、胡萝卜等蔬菜，这些都是非常好的选择。蔬菜除了一日三餐之外，还可以做成点心或饮料服用，比如可以用韭菜叶或根捣汁1小杯，用温开水稍加点酒冲服；白萝卜100克切碎捣烂，置消毒纱布中挤汁，调蜂蜜服之；甘薯500克，洗净削去外皮，切成块，加适量水煮熟，用食盐或白糖调味，临睡前当点心吃等。

 # 老年人便秘可以吃哪些水果？

便秘老年人可以直接生吃一些含有大量胶质的水果，例如苹果、西红柿等等，这样也能够起到非常好的预防以及治疗便秘的作用。其他水果如菠萝、猕猴桃、山楂、无花果、杨梅、桃等均有利于排便。

 # 老年人便秘应少吃哪些食物？

便秘时应尽量避免刺激性强的食物，或中医认为较"上火"的食物，否则会引发燥热，更难排便，比如煎、炸、熏、烤的食物以及辣椒、大蒜、姜等刺激性强的食物。一些凉性水果如雪梨等也应该少吃，因为这些对身体的伤害比较大，同时对便秘也不具备很好的治疗效果。

 # 老年人便秘怎么进行运动？

对于便秘老年人，运动的目的是增强体质，提高身体的紧张度，调节神经功能，从而加强排便功能，恢复正常的排便反射机制等。老年人大多由于运动不够、腹肌收缩力不强、服用太多的治疗便秘的药物等原因导致便秘。老年人在日常生活中要注意经常运动，运动的重点是锻炼腹肌和腰部。老年人可以根据自己的体质和体力选择散步、慢跑、太极拳、保健操、跳绳、踢毽子、骑自行车、仰卧起坐以及打乒乓球等运动项目，以轻运动量的项目为宜，适当控制运动强度和时间。另外，在平时呼吸时老年人应注意使用腹式呼吸方法，锻炼腹腔膈肌的收缩力量，对预防和缓解便秘有一定的效果。

（1）提肛运动　平卧或坐位时进行收缩肛门运动，10～20次/天，以提高大脑皮质对肛门括约肌的控制能力。

（2）腹部按摩　对于卧床或无自理能力的患者可由家属协助或患者自己按摩腹部。操作时应排空小便，患者取仰卧位，双腿屈曲，放松腹肌，操作者或患者自己用手的大小鱼际在患者脐周右下腹开始顺时针方向按摩，由轻到重，以不感到疼痛为度。每次 10～15 分钟，每天早晚各 1 次，也可于餐前 20 分钟或餐后 2 小时进行，刺激肠蠕动增强，大便顺利排出。但此法慎用于腹部术后 2 周内肠梗阻、肠内肿瘤、急腹症、急性心力衰竭患者。

（3）揉足底穴 先用温水泡足 10 分钟，在足底按揉 10～20 分钟，每日 1 次；每次做完后，30 分钟内饮温开水 300～500 毫升。

 ## 治疗老年人便秘的药物有哪些?

治疗老年人便秘的药物有盐性轻泻药、润滑剂、刺激性泻药、高渗性泻药、容积性泻药、便通胶囊、肠道微生态调节剂等。这些药物都必须在专科医师的指导下，根据不同的目的选择应用，老年便秘患者切忌自己随意使用。因各类泻药都有一定的副作用，一般不宜长期使用。

 ## 盐性轻泻药的代表药物、作用机制及使用注意事项有哪些?

盐性轻泻药有硫酸镁、硫酸钠、电解质溶液等。其作用机制是通过高渗盐的渗透性作用，使肠腔内的渗透压增高，继而增加粪便的含水量来达到导泻的目的。通常在服药后几小时内会引起腹泻。此类泻药可引起水电解质紊乱，不宜长期使用，对有粪便嵌塞者可灌肠排出粪便。合并有肾功能不全、充血性心脏病的便秘者不宜或禁止使用盐性导泻药。

 ## 润滑剂的代表药物、作用机制及使用注意事项有哪些?

润滑剂的代表药物有开塞露、液体石蜡、甘油等。该类药具有湿润、软化大便的功效，能帮助便秘者轻松排便，防止用力过度，适用于痔疮、肛裂、手术后、有高血压病史及长期卧床的患者。这类药见效快，但作用时间较短，经直肠使用时有灼痛感，长期使用会影响脂溶性维生素 A、维生素 D、维生素 E、维生素 K 的吸收，故不宜长期使用。而且直肠被开塞露频繁刺激后，敏感性会降低，导致排便更加困难。若口服液状石蜡或甘油，餐间服用较合适，避免睡前服用，以免吸入肺内引起吸入性肺炎。

 ## 刺激性泻药的代表药物、作用机制及使用注意事项有哪些?

此类药物有果导、番泻叶、酚酞、蓖麻油、卵叶车前草种子或卵叶车前子果壳、番泻果实（舒立通）、大黄碳酸氢钠（大黄苏打）等。它们刺激结肠蠕动，6～12 小时即发挥排便作用，但会产生腹痛、水电解质紊乱等不良反应。长期使用可丧失蛋白质而软弱无力，因损害直肠肌间神经丛而形成导泻的结果。此类制剂含有蒽醌，长期摄取后在结肠黏膜下有黑色素沉积，形成所谓的结肠黑变病，为一种良性和可恢复的病变。

 ## 高渗性泻药的代表药物、作用机制及使用注意事项有哪些？

高渗性泻药代表药物为硫酸镁（盐性泻物）、乳果糖、甘露醇、山梨醇和聚乙二醇（福松）等。这类药在肠道内吸收缓慢，故可维持肠腔内高渗透压，阻止肠管内盐和水分被吸收，从而扩张肠腔、刺激肠蠕动。长期、大剂量使用该类药物，可引起水电解质紊乱、腹泻与便秘交替出现，宜小剂量使用。其中硫酸镁一般用于驱虫和排除肠道毒素。山梨醇、乳果糖溶液是含不被吸收糖类的电解质混合液。乳果糖是一种合成的双糖，由 1 分子果糖与 1 分子半乳糖联结而组成，人体内不含有能将它水解为单糖的酶，因此乳果糖口服后能完整地通过胃、小肠到达结肠，并分解为单糖，随后分解为低分子量的有机酸，增加肠腔的渗透压和酸度，从而易于排便。乳果糖（杜秘克）口服 15～30 毫升/天，24～48 小时即有排便功效。乳果糖应慎用于糖尿病患者，以免影响血糖水平。

 ## 容积性泻药的代表药物、作用机制及使用注意事项有哪些？

容积性泻药又称植物性泻药，包括甲基纤维素、琼脂、燕麦麸、车前草、果胶等可溶性纤维素。这类药物作用不快，但经济实惠、不良反应少，一般便秘者均可使用。因含有高分子的纤维素和纤维素衍生物，它们具有亲水和吸水膨胀的特点，可使粪便的水分及体积增加，促进结肠蠕动，还能与粪便混合，软化粪便。此类泻药不能增加结肠张力，因此不适合于结肠无力、肠道运动功能差的患者，更适宜用于低渣饮食的老年人，不但通便，还能控制血脂、血糖，预防结肠癌的发生。在服用时必须同时饮 240 毫升水或果汁，以免膨胀后凝胶物堵塞肠腔而发生肠梗阻。

 ## 肠道微生态调节剂的代表药物及其作用原理有哪些？

肠道微生态调节剂有双歧杆菌活菌胶囊（丽珠肠乐）、双歧杆菌乳杆菌三联活菌片（金双歧）等，可补充肠道双歧杆菌，纠正肠道的菌群紊乱，改善肠道的微生态环境，为便秘的辅助用药。

## 什么是便秘的综合序贯疗法？

对于功能性便秘，在训练定时排便前，宜先清肠，即用 0.9% 氯化钠（生理盐水）灌肠清洁肠道，2 次/天，共 3 天。清肠后检查腹部，并摄腹部平片，确定肠内已无粪便嵌塞。清肠后可给液状石蜡（石蜡油），5～15 毫升/（千克·天），或乳果糖 15～30 毫升/天，使便次至少达到 1 次/天。同时鼓励患者早餐后解便，如仍不排便，还可鼓励晚餐后再次解便，使患者渐渐恢复正常排便习惯。一旦餐后排便有规律地发生，且达到 2～3 个月以上，可逐渐停用液状石蜡（石蜡油）或乳果糖。在以上过程中，如有 2～3 天不解便，仍要清肠，以免再次发生粪便嵌塞。文献报道，这种通过清肠、服用轻泻药并训练排便习惯的方法，称为综合序贯疗法。此法治疗习惯性便秘，其成功率可达到 70%～80%，但不少会复发。

 ## 什么是生物反馈治疗？

生物反馈治疗的实质是利用声音和影像的反馈，刺激训练患者正确地控制肛门外括约肌的舒缩，达到正常排便。压力介导的反馈治疗法是将特制的肛门直肠测压器插入肛门内，该仪器还安置一个可观察的显示器，可获得许多信息，包括肛门括约肌压力、直肠顺应性、肛直肠处的感觉敏感性，使患者自己感到何时可有排便反应，然后再次尝试这种反应，启发排便感觉，达到排除粪便的目的。近年已有较多文献报道采用生物反馈的措施，其通便的成功率可达 75%～90%。

 ## 老年便秘患者什么时候需要选择进行手术治疗？

对于长期严重的便秘老年人，在排除肠梗阻及弥漫性肠道蠕动功能异常，明确便秘与焦虑、抑郁等精神异常无关，有明确的结肠无张力证据，且肛管有足够张力时，可考虑行结肠部分切除术。但手术治疗后的长期疗效较差，应严格选择手术适应证。

 ## 老年人便秘什么时候必须去医院检查？

符合下列情况者，必须特别注意，需立即去医院接受检查：
（1）过去从未发生便秘的情况，却突然发生便秘。
（2）本来就容易便秘，近来尤其严重。
（3）顽固性便秘，即使想了很多办法也无法改变。
（4）粪便中带有血丝或黏液。
（5）大便形状不完整。
（6）便秘伴随有严重的腹痛和呕吐。

（7）便秘伴有不明原因的贫血、消瘦。

（8）大便嵌塞。

 ## 老年人便秘的家庭应急处理方法有哪些？

（1）对症处理　对于有器质性病变者应针对原有疾病进行治疗，对症处理，如使用导泻药（有肠梗阻者忌用）或灌肠（尽量少用，以免形成依赖性）等。

（2）人工辅助排便　粪便干硬滞留在直肠即近肛门处时，一般泻药很难对直肠发挥作用，应首先使用开塞露灌肠，无效则需用手抠出来。具体方法为：用双手触摸肛门两侧，发现有硬结时，让老人取蹲位或侧卧位，露出臀部，家属戴薄胶手套，在指套部位涂液状石蜡、甘油或其他油类，用右手中指缓缓插入肛门，触及粪便时，手指尽量沿直肠腹侧壁推进，越过大便硬结时，手指略屈曲，将大便挖出。若大便硬结过长，可用手指将大便分成几段，分段挖出。注意整个过程动作要轻柔，不可太粗鲁，避免加重病情。

（3）食用油法　取麻油或花生油 100 毫升，用温火在铁锅中烧至冒青烟，关火冷却至 20～30 摄氏度，取其中 50～80 毫升，一次顿服。用 50 毫升一次性注射器抽取剩余油，取掉针头，接医用导尿管，将导尿管从肛门轻轻插入 10～30 厘米，推送注射器将油注入肠道。令老人左侧卧位，休息 1～2 小时后，可上厕所试蹲，多数能排出大便。

（4）温水灌肠法　取 39～41 摄氏度温水 500～1000 毫升，老人取左侧卧位，双膝屈曲，臀下垫一次性中单或浴巾等，用肥皂液或食用油润滑肛管前端和肛门后，排出管内空气，用血管钳夹住管道，将肛管轻轻插入肛门 6～10 厘米，放开血管钳，将溶液灌入。灌肠过程中如果有腹胀或便意，可做深呼吸，灌的速度放慢，灌后在床上憋 5～10 分钟，然后上厕所，就能排出大便了。

（5）甘露醇灌肠法　患者取左侧卧位，液状石蜡润滑已消毒的导尿管，将导尿管从肛门轻轻插入 10～30 厘米，用注射器自导尿管注入 10% 甘露醇 200 毫升，拔出导尿管，静卧 15～30 分钟后排便。

（6）腹部按摩加开塞露法　老人平躺在床上，双腿屈曲，腹肌放松，用拇指以外的四指指腹，从右到左沿结肠走向按摩，使腹部下陷 1～2 厘米，当按摩至左下腹时，应适当加强指的压力，以不感到疼痛为度，按压时呼气，放松时吸气，每次 10～20 分钟。注意用力不能太猛，也不能在饱食情况下进行，反复多次，力度适宜，直到老人有便意为止，如果配合在肛门挤入 1～2 支开塞露，效果会更好。

 ## 什么是大便嵌塞？

干燥的粪块堵塞直肠不能排出，从而引起严重的便秘症状，称为大便嵌塞。

## 大便嵌塞有哪些表现和后果？

肠道加强收缩导致腹痛、会阴部痛、肛门坠胀；强力用力排便导致肛裂、出血；直肠黏膜损伤导致溃疡、穿孔；肛管括约肌松弛导致粪水从硬便旁流出，从而出现大便失禁；时间长会导致巨结肠、低位肠梗阻、尿潴留、尿失禁等严重后果。

 ## 该怎么处理大便嵌塞？

急性的大便嵌塞往往口服泻药无效，可以采取手助排便或使用甘油栓、开塞露润滑，必要时用 500～1000 毫升温水灌肠，平时注意用通便药预防大便嵌塞的发生。

 ## 怎么预防功能性便秘？

应首先从良好的饮食习惯做起。饮食中必须有适量的纤维素，多食富含植物纤维的食品，如麦麸、糙米、玉米面、大豆等粗粮，香蕉、苹果等水果，芹菜、韭菜、豆芽菜、茄子等蔬菜。主食不要过于精细，多食用产气食品，如生黄瓜、生萝卜等，利用它们在肠道内的发酵作用，以增加肠蠕动，利于排便。晨起空腹饮一杯淡盐水或蜂蜜水，配合腹部按摩或转腰，让水在胃肠振动，加强通便作用。全天都应多饮温开水以助润肠通便。

进行适当的体力活动，加强体育锻炼，比如仰卧屈腿、深蹲起立、骑自行车等都能加强腹部的运动，促进胃肠蠕动，有助于促进排便；每晚睡前按摩腹部，养成定时排便的习惯。睡在床上，双腿弯起来，腹肌放松，将一手掌放在肚脐正上方，用拇指以外的四指指腹从右到左沿结肠走向按摩。当按摩至左下腹时，应适当加强指的压力，以不感到疼痛为度，按压时呼气，放松时吸气，每次 10 分钟左右；保持心情舒畅，生活有规律；通过自我训练，养成良好的排便习惯。每日早餐后 5～10 分钟定时如厕，即使有时排不出，也要养成定时排便习惯，每日坚持 30 分钟。坚持自我训练 3 个月，直至完全形成定时排便习惯为止。

 ## 卧床不起的老年人怎么预防便秘？

卧床老年人由于缺乏运动，胃肠蠕动缓慢，很容易发生便秘。对于这类老年人，要尽量让他们保持心情愉快，并养成每天按时排便的习惯，排便时间放在早餐后最为合适，训练其床上排便、侧卧位排便的习惯，能坐起来的老年人尽量坐位排便。每次排便后及时处理和清洗干净，让老年人保持全身干净舒适。同时可以采取腹部按摩、抬腿、肌肉收缩等主动或被动运动方式来预防和缓解便秘。每天饮水至少 1500 毫升，饮食搭配一些杂粮、高纤维蔬菜和水果等。必要时在专科医师的指导下适当选择通便药物。

## 几个治疗老年人便秘的实用偏方

- 鲜红薯叶 500 克，花生油适量，加盐适量炒熟后当菜吃，每日服 1 次以上。
- 枳实 10 克，每日 1 剂，水煎服。也可稍加大量，泡沸水当茶饮。
- 冬瓜瓤 500 克，水煎汁 300 毫升，一日内分数次服下，润肠通便。
- 生附子 15 克，苦丁茶 9 克，炮川乌 9 克，白芷 9 克，胡椒 3 克，大蒜 10 克，共捣碎炒烫，装入布袋，置神阙（肚脐），上加热水袋保持温度，每日 2 次，治老年人习惯性便秘。
- 取菠菜 200 克、猪血 150 克同煮，熟后放盐少许，然后饮汤。
- 取草决明 30 克炒至适度、研碎，用沸水冲泡 5～10 分钟，每日 1 剂，代茶饮。

# 第二节　老年人腹泻

 ## 什么是老年人腹泻？

腹泻俗称"拉肚子"，是指粪便次数增加（每日 3 次以上），粪便量增加（每日 250 毫升以上），粪质稀薄（水分超过 85％），或含未消化食物或脓血、黏液。腹泻常伴有排便急迫感、肛门不适、失禁等症状。不包括服泻药等人为造成的腹泻。

 ## 按病程，老年人腹泻怎么分类？

分为急性腹泻和慢性腹泻。急性腹泻病情急剧，病程短于 3 周。慢性腹泻，指病程在 2 个月以上或间歇期在 2～4 周内的复发性腹泻。

## 老年人腹泻的病因有哪些?

（1）肠道感染性疾病　慢性细菌性痢疾、慢性阿米巴痢疾、肠结核、慢性血吸虫、菌群失调、难辨梭状芽孢杆菌肠炎、肠道真菌病等。

（2）肿瘤　大肠癌、淋巴瘤、类癌综合征、胃肠道激素细胞瘤等。

（3）肠道非感染性炎症　炎症性肠病（克罗恩病和溃疡性肠病）、放射性肠病、尿毒症性肠炎、胶原性肠炎。

（4）小肠吸收不良性腹泻　有原发性（热带性口炎性腹泻及非热带性口炎性腹泻）和继发性（胰液或胆汁分泌不足，如慢性胰腺炎、胰腺癌、胆汁性肝硬化、肝外性胆道梗阻等；小肠吸收面积减少，如短肠综合征、小肠-结肠吻合术或瘘道等）两种。

（5）功能性及全身性腹泻　如肠易激综合征、甲状腺功能亢进、糖尿病、慢性肾上腺皮质功能减退、多发性动脉炎、硬皮病等。

 ## 腹泻的发病机制是什么?

肠道内分子不能大量吸收有渗透活性的溶质，使肠腔渗透压增加；肠腔内水和电解质过度分泌；肠蠕动加速；炎症所致的病理渗出物大量渗出。不少腹泻并非由某种单一机制引起，而是在多种因素共同作用下发生的。

 ## 什么是分泌性腹泻?

分泌性腹泻是指某种病因使小肠隐窝细胞大量分泌水及电解质而引起的腹泻。

分泌性腹泻的特点：①每次排水样便＞1000毫升；②腹痛不显著或无腹痛，排便次数不一定多；③便中无异常成分；④禁食24～48小时腹泻无明显减轻；⑤粪便呈碱性或中性，是由于血浆与粪便中的液体相似，伴随 $HCO_3^-$ 大量分泌。

 ## 什么是渗出性腹泻?

渗出性腹泻指由于炎症或溃疡等病变使肠黏膜破坏，大量液体渗出所致。

渗出性腹泻的特点：大便次数多；大便量较多，含水量少；腹痛重；大便中含有异常成分，大便偏碱性。

 ## 什么是渗透性腹泻?

渗透性腹泻是由于肠道内有大量吸收不完全的食物，如先天性乳糖酶缺乏症，或各种原因所致的小肠绒毛萎缩引起的双糖酶缺乏，使双糖吸收发生障碍，在肠腔内引起渗透压升高。不能吸收的食物，如山梨醇、甘露醇及盐类泻药（如硫酸镁）也使肠内渗透压升高，大量液体透过肠黏膜被动进入肠腔，使肠内容物增多，促进肠蠕动，使其排出体外。一般地，当食物中不再含有上述成分时，患者的渗透性腹泻症状消失。

渗透性腹泻的特点：①大便量一般<1000毫升/天；②禁食后腹泻明显好转或停止；③正常人 pH 值约为 7（接近中性），pH 值约为 5 时大便酸度增高，当糖类吸收不良时，未被吸收的双糖经结肠细菌分解为短链脂肪酸而使大便变酸。常见原因为服用硫酸镁导泻。

 # 什么是动力性腹泻？

动力性腹泻是由于胃肠蠕动过快影响食物的消化、吸收及水分的吸收而导致的腹泻。常见疾病有甲状腺功能亢进症（甲亢）、肠易激综合征。其原因有：①肠腔内容量增加引起反射性蠕动加快；②某些促动力性激素或介质的释放，如 5-羟色胺、前列腺素等；③支配肠神经运动的神经系统异常。

 # 腹泻的临床表现有哪些？

（1）胃肠道症状　以腹泻为主，病因不同，症状轻重不等。轻者多因饮食因素或肠道外感染所致。腹泻每天 5～10 次，大便含水分不太多，呈黄色或黄绿色，稀水状或蛋花汤样，酸臭，可混有少量黏液及奶瓣。重者多为肠道内感染所致，腹泻频繁，每天大便 10 次以上，多者可达数十次。大便量也较多，常向外溅出，水样或蛋花汤样，黄绿色，混有黏液，亦可有脓血便。严重者可发生腹胀及中毒性肠麻痹。

（2）全身中毒症状　轻者可不明显，重者表现为高热、精神萎靡、烦躁不安，进而意识模糊，甚至昏迷。

（3）水、电解质和酸碱平衡紊乱的症状

① 脱水：因吐泻丧失体液过多或摄入量减少所致，由于脱水的程度和性质不同，临床症状亦不一致。

a. 轻度脱水：精神稍差或不安，皮肤稍干燥，弹性稍差，口腔黏膜干燥，尿量稍减少。

b. 中度脱水：精神萎靡或烦躁不安，皮肤苍白、干燥、弹性较差，口腔黏膜干燥，四肢稍凉，尿量明显减少。

c. 重度脱水：精神极度萎靡，表情淡漠，昏睡甚至昏迷，皮肤发灰、干燥，弹性极差，口腔黏膜极干燥，唇干燥或干裂，皮肤出现花纹，脉细速，血压下降，四肢厥冷，心音低钝，尿量极少或无尿。

② 代谢性酸中毒：重型腹泻多有代谢性酸中毒，往往脱水越重，酸中毒也越重。

③ 低钙和低镁血症：腹泻患者进食少，吸收不良，从粪便中丢失钙、镁，可使体内钙、镁减少，但一般多不严重。易出现手足搐搦或惊厥。当输液后出现震颤、手足搐搦或惊厥，用钙剂治疗无效时，应想到缺镁的可能。

 ## 为什么老年人容易发生腹泻？

随着年龄增长，代偿功能降低，体内的自稳态紊乱，适应能力差，机体免疫能力逐渐衰退，抵抗力下降，内环境平衡减弱，细菌容易乘虚而入；还有肠道菌群不仅对肠道黏膜免疫系统的发育和激活有重要作用，同样，对肠道外全身免疫系统也有重要作用。老年人普遍患有多种慢性疾病，抗生素的不合理使用、慢性病患者的长期治疗、免疫抑制药、激素、抗肿瘤药物、放疗等医疗措施以及环境因素等，易导致细菌易位，可造成肠道中菌群紊乱，引发肠道菌群失调，使原来存在于肠道内毒力强的细菌大量繁殖，引起腹泻。

 ## 老年人腹泻有哪些危害？

腹泻对老年人身体损害极大，老年人急性腹泻容易诱发出现低血糖、心脏病和脑血管病等意外并发症。腹泻时大量水分丢失会使人体处于脱水状态，导致血容量减少，血液黏稠度增加，血流缓慢，容易形成血栓。腹泻时钾、钠、镁等元素流失，可能会引起严重的心律失常或猝死。腹泻时因摄入食物不足需要分解体内储存的肝糖原，以维持血糖稳定，而老年人没有足够的肝糖原储存物转化为糖，当血糖降低时，容易出现疲软、出汗、心悸、面色苍白及晕厥等一系列低血糖症状，严重者可致休克。

总之，腹泻作为消化系统的一种疾病和症状，可以造成机体营养不良、维生素缺乏、贫血、抵抗力降低等诸多不良后果，严重危害身体健康。

 ## 怎么预防老年人腹泻？

(1) 老年人在平时应多做一些户外活动，锻炼身体，增强体质。避免受凉感冒，以防止因着凉而引起腹泻。

(2) 经常服用一些含有消化酶和乳酸菌的食物（如酸牛奶等）。

(3) 注意饮食卫生。夏秋季节正是腹泻好发季节，老年人应特别注意饮食卫生，不宜进食生冷食物。进食水果也应特别注意卫生，瓜果蔬菜都应清洗干净。食物中油脂比例也不宜太高。

(4) 老年人切忌随意服用通便药及其他药物，服药必须在专科医师指导下进行。

## 老年人腹泻的家庭处理方法有哪些?

在腹泻的病情较轻时,老年腹泻患者可自行服用一些葡萄糖和生理盐水进行治疗。如果出现了虚脱的症状,则应马上到医院进行进一步治疗。

## 老年人腹泻应该进行哪些检查?

对于原因不明确的腹泻,应考虑做粪常规、粪培养、钡餐、钡灌肠及纤维结肠镜检查。

## 老年人腹泻的治疗原则是什么?

老年人腹泻都应及早治疗,以免发生并发症。腹泻患者的治疗原则是预防脱水,纠正脱水,合理饮食,合理用药。确有细菌感染,可用敏感抗生素,用量不宜过大,疗程不宜过长,同时应合理运用微生态调节剂。老年人的身体状况往往较差,在发生腹泻后,往往会因丢失大量的水分和电解质而出现脱水、电解质紊乱或酸中毒,甚至可因发生休克而危及生命。因此,老年腹泻患者不仅需要及时补充机体丧失的水分,还要补充钾、钠、氯等电解质,以维持水、电解质的平衡。治疗方法主要是病因治疗和对症治疗。

## 老年人腹泻的病因治疗方法有哪些?

(1)肠道感染引起的腹泻须抗感染治疗,以针对病原体的抗菌治疗最为理想。复方磺胺甲噁唑(新诺明)、氟哌酸(诺氟沙星)、环丙氟哌酸(环丙沙星)、氟嗪酸(氧氟沙星)对菌痢、沙门菌或产毒性大肠杆菌、螺杆菌感染有效,甲硝唑对溶组织阿米巴及梨形鞭毛虫感染有效。

(2)高渗性腹泻的治疗原则是停食或停用造成高渗的食物或药物。

(3)分泌性腹泻易致严重脱水和电解质丢失,除消除病因外,还应积极口服和静脉补充盐类和葡萄糖溶液,纠正脱水。胆盐重吸收障碍引起的结肠腹泻可用考来烯胺(消胆胺)吸附胆汁酸而止泻。

(4)治疗胆汁酸缺乏所致的脂肪泻,可用中链脂肪代替日常食用的长链脂肪,因前者不需经结合胆盐水解和微胶粒形成等过程而直接经门静脉系统吸收。

老年腹泻患者不要盲目地使用抗生素,而应详细地将病史提供给医师,在医师的指导下进行有针对性的治疗。

## 常用的止泻药有哪些？

止泻药常用的有口服药用炭（活性炭），每天 3～4 次；口服蒙脱石散（思密达）1 袋（3 克/袋），每天 3 次。思密达对肠道内的细菌及其产生有固定、抑制作用，还能平衡肠道，是治疗腹泻的有效药。

 ## 使用止泻药应注意哪些事项？

服止泻药时不能饮用牛奶，因为牛奶不仅会降低止泻药的药效，其含有的乳糖成分还容易加重腹泻症状。

忌长期使用。

服用药用炭同时不可补充微生态制剂。

 ## 为什么治疗腹泻要用解痉镇痛药？

用解痉镇痛药治疗腹泻可以迅速解除胃肠道痉挛，减轻疼痛。

 ## 解痉镇痛药有哪些？

解痉镇痛药有阿托品、普鲁本辛、山莨菪碱（654-2）等。

 ## 使用解痉镇痛药应注意哪些事项？

首先要确诊是腹泻。以阿托品为代表的药物除了有解痉止痛作用外，还具有散大瞳孔使眼压升高的作用，这对青光眼患者是个"危险"，可以加重原有病情，所以青光眼患者应禁止使用这类药物。其还具有抑制汗腺分泌、加速心搏的作用，这对患有心脏病的老年人不利，不可自行服用，以免发生意外。

 ## 为什么治疗腹泻要用抗焦虑抑郁药？

抗焦虑抑郁药可调节肠道自主神经，从而达到治疗腹泻的目的。

 ## 使用抗焦虑抑郁药应注意哪些事项？

服药期间要保持情绪乐观，切忌生气恼怒。

药物性状发生改变时禁止使用。

## 为什么治疗腹泻要使用微生态制剂？

微生态制剂可通过培植正常微生物种群，在致病菌和条件致病菌侵袭时，发挥微生物拮抗作用，达到恢复生理平衡、治愈疾病的目的。

 ## 微生态制剂有哪些？

微生态制剂有乳酸菌素、复合乳酸菌胶囊、复方嗜酸乳杆菌片、口服双歧杆菌活菌制剂（回春生）、口服地衣芽孢杆菌活菌颗粒（整肠生）、双歧三联活菌胶囊（培菲康）等。

 ## 为什么治疗腹泻要做保留灌肠？

采用保留灌肠的方法，可使双歧杆菌直达大肠内，并在此大量繁殖，有利于调节肠道菌群恢复正常。药物保留灌肠灌注量少，压力低，对肠腔刺激性小。有利于延长药物在肠腔内停留的时间，以获得更大更好的疗效。

 ## 黄藤素治疗腹泻有什么作用？

黄藤素治疗腹泻是新方法。口服黄藤素片0.4克，每天3次，或黄藤素片0.4克保留灌肠。黄藤素片是由防己科植物黄藤的藤茎提取，为其总生物碱，主要为掌叶防己碱，尚含小檗碱。该药具有清热、解毒、抗感染、提高白细胞吞噬细菌的能力、增强机体免疫力的作用，还可避免抗生素滥用引起的菌群失调。

 ## 老年人腹泻药物治疗的途径有哪些？

老年人腹泻药物治疗的途径有口服、肌注、静脉滴注、保留灌肠，所用药物应力求符合世界卫生组织倡导的"绿色防护标准"：①高效；②可口服；③可与口服补液盐（ORS）合用；④不被肠道吸收；⑤不影响肠道吸收功能，尤其是葡萄糖和氨基酸的吸收；⑥可抵御一系列肠道病原。

通过观察，口服与保留灌肠治疗效果较好，安全，副作用小。在安全、合理用药之外，饮食疗法也是治疗腹泻的有效方法之一。近年来国内外大量研究表明，腹泻时一定要继续进食，通过口服补液预防和纠正脱水，反对饥饿疗法，只有这样，才能改善患者的营养状态。

### 老年人腹泻的常用食疗方

饮食调节对老年人腹泻无疑很重要，饮食控制得好，腹泻可以减轻或缓解。即使腹泻原因明确，饮食调节也起到举足轻重的作用。

下面推荐几种针对老年人腹泻的食疗方法：

#### 鲫鱼汤

【材料】鲫鱼250～500克，精盐及米醋适量。

【做法】将鲫鱼去鳞鳃、内脏，洗净后，放锅内，加水500～800毫升，急火煮沸后，改文火煮10～15分钟，然后倒出一小碗汤，加适量精盐及米醋。

【用法】晨起空腹喝，每日1次。余汤加水适量，次日重复煮汤1次。反复煮5～7次。如腹泻较重，每晚睡前加服1次，3～5天后腹泻明显好转，坚持服用至痊愈为止，其间不忌饮食。

#### 白扁豆粥

【材料】白扁豆，粳米。

【做法】每次取炒白扁豆60克（或鲜白扁豆120克），粳米60克，同煮为粥。

【用法】当作早晚点心温热食用，连用10～15天。白扁豆既补养，又能治病，如果再加些山药（10～100克），同煮成扁豆山药粥，效果会更好。

#### 参莲大枣粥

【材料】党参、干莲子各10克，大枣10枚，粳米30克。

【做法】党参、莲子碾细末待用，将大枣用水略煮，剥皮去核，取枣肉切碎。以煮枣水将米、枣肉、党参末、莲子末煮成粥。

【用法】早晚温热服食。顿服，每天2次。

#### 赤石脂粥

【材料】赤石脂30克，干姜10克，粳米60克。

【做法】赤石脂（打碎）、干姜共煎汁100毫升去渣。锅内加入粳米煮粥，粥成兑入药汁。

【用法】顿服，每天2次。

## 荔枝粥

【材料】干荔枝 50 克，山药 20 克，粳米 100 克。

【做法】干荔枝、山药捣碎至软烂，下粳米，煮粥。

【用法】每日早晚食用。

## 益脾饼

【材料】熟枣仁 250 克，鸡内金 10 克，干姜粉 60 克，生白术 120 克。

【做法】先将白术、鸡内金文火焙干，碾成细末，共入干姜粉和枣肉同捣入泥，制作小饼，放烤炉烘干。

【用法】空腹当点心，细嚼慢咽。

## 山药饼干

【材料】山药片，白糖。

【做法】山药片 60 克，轧细过筛，加水调糊置炉上，用筷子不断搅动成粥，加白糖适量。

【用法】每日服 2～3 次。

## 茯苓栗面粥

【材料】茯苓 30 克，栗子 10 克，糯米 20 克，小米 20 克。

【做法】茯苓及栗子碾碎成细面状，与糯米、小米同煮成粥。

【用法】每日 2～3 次。

## 莲子锅焦茶

【材料】莲子 500 克，锅焦（锅巴炒黄后研末）500 克，白糖适量。

【做法】将莲子去掉芯，再将锅巴炒黄，把莲子、锅焦一并研成粗末，备用。

【用法】每次取粗末 10 克，白糖适量，一同加入茶杯内，用温开水冲泡当茶喝。

<h1 style="text-align:center">第三节　老年人大便失禁</h1>

 ## 什么是大便失禁？

　　大便失禁是指患者不能随意控制大便或气体从肛门排出，属于排便功能紊乱的一种。部分失禁为大便污染内裤或不能控制气体或水样便。严重失禁为经常有正常大便漏出。

 ## 老年人大便失禁的病因有哪些？

　　（1）大便秘结　大便秘结未得到处理，常常是导致老年人大便失禁的最常见原因，特别是长期卧床的患者更容易有此情况。由于长期便秘，嵌塞的粪便不能起刺激作用，逐渐干燥变成硬块，刺激结肠、直肠分泌黏液，液体大便经粪块旁间隙流出形成假性腹泻。治疗主要是针对便秘，如便秘治好后仍有失禁，应注意结肠下段有无肿瘤或其他病变存在。

　　（2）肠道疾病　直肠或结肠肿瘤、结肠憩室、溃疡性结肠炎、胃肠炎等均可导致大便失禁，称为症状性大便失禁。确诊常需做肠镜或钡剂灌肠 X 线检查。糖尿病、甲状腺功能亢进症、直肠脱垂、临床用药（如泻药、铁剂等）也可引起症状性大便失禁。治疗主要是处理原发病或停服泻药。

　　（3）神经性大便失禁　原因是老年人，特别是患过脑血管疾病的老年人，正常排便过程的神经控制能力减弱，不能自主控制直肠收缩，直肠膨胀后立即排便。治疗可有选择地使用药用炭、鞣酸蛋白或在医生的指导下使用鸦片制剂使大便秘结，再间断用药物坐浴或灌肠排便。

 ## 诊断大便失禁患者要做什么检查？

　　大便失禁的诊断主要依靠病史、体检及特殊的肛管直肠生理实验。肛管直肠压力测定、阴部神经潜伏期测定与肌电图作为标准过筛实验已被广泛接受。即使病因十分明确，这些实验仍有必要进行，因为这可使治疗方案建立在更加客观的数据基础上。特发性大便失禁可能需要更广泛的检查，这些特殊检查包括动态排粪造影、单纤维肌电图黏膜电感觉实验及更彻底的神经功能检查等实验。排便控制的基础实验如生理盐水注入实验、小球滞留实验等临床价值较为局限。

 ## 为什么老年人容易发生大便失禁？

　　老年人由于机体功能衰退、肛门括约肌松弛，容易发生大便失禁。

## 老年人大便失禁最常见的并发症有哪些?

老年人大便失禁最常见的并发症是会阴部、骶尾部皮炎及压力性溃疡（压疮）。大小便失禁可引起肛周、会阴部及臀部皮肤炎症性反应，多见于年老体弱、病情危重、长期卧床的患者，因局部皮肤长时间受尿液、粪便刺激或使用不透气的尿垫，使皮肤经常处于潮湿状态，便后的反复清洗擦拭及皮肤间的摩擦，使肛周、会阴及臀部皮肤损伤，引起红肿、湿疹和糜烂。这些并发症不仅加重了患者机体的痛苦，同时也给患者的心理造成了困窘甚至恐惧。

## 老年人大便失禁的治疗方法有哪些?

（1）饮食和药物治疗　适用于轻度失禁的患者。

① 高纤维饮食（每日一般用 20～30 克纤维）和容积药可产生较多的成形大便，甚至对括约肌无力也能进行较好的调节。

② 粪便嵌塞患者和静息失禁溢出患者，清水灌肠可防止大便嵌塞和改善症状。

③ 腹泻是失禁最初的原因。抗腹泻药洛哌丁胺（易蒙停）对老年人大便失禁有效，因为它可减少大便量，降低肠道急迫性，减少蠕动，改善静息肛管压。服用时从小剂量开始。

④ 磷酸可待因可以通过中枢神经作用引起止泻。

（2）生物反馈治疗　对大便失禁患者进行排便生理过程训练。

（3）肠道处理　每日洗肠有利于排空和诱发有规律的肠蠕动，可用于充溢性大便失禁。

（4）括约肌电刺激疗法　该方法有利于改善大便失禁症状，会阴部肌肉收缩训练可以作为辅助手段。

（5）注射疗法　内括约肌或黏膜下注射被证实能增强肛门内括约肌的收缩力。骶管注射纳洛酮能兴奋排便中枢及骶神经，增加最大收缩压，恢复自主排便。主要针对神经源性大便失禁。

## 什么是大便失禁的生物反馈治疗?

生物反馈治疗是运用压力或肌电生理反馈系统，将传感器固定在肛管内及腹壁上，传感器选择肛门括约肌和盆底肌的压力或电信号显示在监视器上。患者模拟排便的动作，纠正不协调的肌肉运动。感觉功能的调整是将一个气囊放入直肠内，先将气囊充气至患者产生急迫的便意，然后充气的容积逐渐减少，经过反复充气、放气的刺激，将会建立起新的感觉阈值。

## 生物反馈治疗老年人大便失禁的目的是什么？

生物反馈治疗有两个目的：①纠正在排便时肛门括约肌和盆底肌的不协调运动，直肠扩张时肛门外括约肌收缩；②纠正直肠感觉阈值，达到治疗效果。

 ## 老年人大便失禁的膳食要求有哪些？

大便失禁的老年人饮食方面除了高营养、低盐低脂、易消化外，尤其要注意增加膳食中食物纤维的含量。食物纤维不会被机体吸收，但可以增加粪便的体积，刺激肠蠕动，有助于恢复肠道功能，加强排便的规律性，有效改善大便失禁情况。

 ## 老年人大便失禁有哪些护理用具可供选择？

（1）一次性纸尿片或纸尿裤　一次性纸尿片是应用于大便失禁较早较普遍的方法。其优点是可以收纳粪便使之局限，防止床单污染。缺点是肛周皮肤直接接触粪便，易浸渍，不能起到隔离作用，需经常更换，护理工作量及费用大。

（2）一次性导管　采用一次性气管导管、硅胶胃管、气囊导尿管等，可接负压引流器或自制引流袋。

（3）OB内置式卫生棉　患者取侧卧位，暴露臀部，取1片OB内置式卫生棉。操作者戴一次性手套，根据患者大便情况，将OB内置式卫生棉塞入肛门7～9厘米，放置妥当后，外露棉线末端（拉绳）。将棉线用胶布固定于患者臀部，根据患者大便情况4～12小时更换1次。内置式卫生棉具有吸收液体后会膨胀的特性，可长时间堵塞肛门，避免大便渗漏污染肛周皮肤，用于老年人大便失禁效果良好，待患者每日排便次数下降至6次以下，可改用一次性纸尿布贴于内裤中。

（4）人工肛门袋　在大便失禁患者肛周皮肤还未出现潮红、浸渍等症状前，及时粘贴人工肛门袋，可防止肛周皮肤损伤。一件式造口袋管理取材方便，衔接紧密，完全无创，操作简单易掌握。可以减少粪便对皮肤的刺激，减轻肛周皮损程度，减少压疮的发生。

 ## 怎么使用一件式造口袋？

（1）一件式造口袋用物及患者准备

① 患者体位：取侧卧位，膝盖朝向胸部。保持此姿势10分钟后，待造口袋粘贴牢固才可翻身。

② 皮肤准备：肛周有毛剔除，用生理盐水彻底喷洗肛周皮肤，用软毛巾抹干。

③ 糜烂皮肤处理：肛周皮肤有糜烂可少量涂造口粉后粘贴造口袋。

④ 造口袋准备：将一件式造口袋底板沿中央孔径剪裁，一般开口至比肛门括约肌稍大3～4厘米即可。将造口袋底盘外沿的粘胶相隔1～2厘米呈放射状剪开小缺口，撕开造口袋底板粘贴纸。

（2）一件式造口袋操作方法

① 撑开肛周皮肤皱褶。

② 将造口袋中央孔径对准肛门贴上造口袋，并由内向外抚平造口袋底板，按压造口袋底板2～3分钟，使其黏合紧密。

③ 最好配合防漏膏使粘贴更牢固。防漏膏的使用方法：用手撑开肛周皮肤皱褶，将防漏膏均匀涂抹皮肤褶皱一周，宽约1厘米，再贴造口袋外沿。

④ 女性患者的注意事项：需将造口袋底盘近会阴方向的外沿粘胶剪去一部分，以避免粘贴时造口袋覆盖尿道口。

（3）粘贴后处理

① 粪水排放：通过造口袋排放口收集粪水，当粪水量达到造口袋容量1/3时，即应及时排放。排放后用纸巾将造口袋排放口清洁干净。夹好尾夹或扎好橡皮筋。

② 更换造口袋：如无渗漏可2～3天更换一次。若出现渗漏则及时更换。

③ 造口袋停用时机：患者排便次数减少至每日3～5次或腹泻停止时，即可撤销造口袋。撕除造口袋时，应一手轻压皮肤，一手轻轻撕开黏胶。

④ 会阴冲洗时应尽量避免冲洗液流至造口袋，以免液体渗入造口袋底盘影响粘贴的牢固性。

⑤ 女性患者的会阴部护理：采用抹洗的方法进行会阴部清洁，且应将湿棉球稍微拧干，以延长造口袋的使用时间。

 # 老年人大便失禁预防压疮的皮肤保护措施有哪些？

（1）造口粉和皮肤保护膜　3M伤口保护膜是一种不含乙醇配方的皮肤保护膜，不刺激伤口，无疼痛感，患者使用后感觉舒适。

（2）应用赛肤润　赛肤润是一种液体敷料，含有人体必需脂肪酸，可在皮肤表面形成脂质保护膜，保护危险部位皮肤，有促进皮肤修复的作用。但不能用于破损皮肤。

（3）局部应用蒙脱石散（思密达）　患处外涂思密达粉。蒙脱石散剂其对创面局部具有收敛止痛、减少渗出、促进愈合的作用。

（4）应用氧化锌软膏　用氧化锌软膏外涂损伤的肛周皮肤，促进创面愈合。氧化锌软膏由氧化锌和凡士林配制而成，具有收敛和抗菌、滋润、保护皮肤、促进组织修复作用，广泛用于大便失禁的皮肤护理。

（5）应用食用香油　对于还没有发生皮肤破损的大小便失禁老年人，家属或照顾者可以用经济实用的香油，每天定时以及每次大小便后清洗干净之后，在肛门周围及臀部皮肤涂上香油，这样可以防止大小便对皮肤的浸渍，保护皮肤，减少皮肤破溃的发生。

# 第四节　老年人排尿困难

 ## 什么是排尿困难?

排尿困难是老年人泌尿系疾病的常见症状,可表现为排尿时间延长、尿线变细、排尿射程短、排尿费力、尿次增多、尿不尽、尿潴留等。它是由于尿道发生不同程度堵塞、不通畅或排尿功能发生障碍所引起的症状。

 ## 老年人排尿困难的病因有哪些?

老年人排尿困难与年龄增大有关。病因可能是:

① 男性,前列腺肥大致膀胱颈充血水肿,残尿量渐增,致使尿频、尿后淋漓不净甚至尿线变细。

② 增龄性的逼尿肌、括约肌松弛,收缩无力,导致排尿困难。

③ 排尿困难与慢性前列腺炎、精囊、精阜炎、肾老化等有关。

良性前列腺增生症(BPH)是中老年男性常见病,多于 40 岁开始发病,50 岁发病率为 40%,随年龄增长而逐年增高,80 岁可高达 70%~80%。

老年女性同样会发生排尿不畅或排尿困难现象。医学上称为"女性前列腺病"。其实,女性虽然没有像男性一样成熟的前列腺,但却有类似的前列腺组织,它位于女性尿道和膀胱颈周围,形成一个类腺体。如果此组织遭受感染或纤维组织增生,也会造成膀胱出口部位的梗阻,从而发生排尿困难症状。

有研究表明,前列腺肥大不一定就出现排尿困难,也就是前列腺肥大与排尿困难不成正比关系。排尿困难的出现与前列腺增生部位是否压迫尿路有关。

 ## 哪些情况可能导致伴有无痛性血尿的排尿困难?

(1) 由膀胱或肾肿瘤糜烂,出血较多形成凝血块堵塞尿道所致。多为血管瘤和恶性肿瘤(膀胱癌及肾癌),绝大多数都有过无痛性血尿史。但也有些属于首次发生,亦可自然消失,恢复排尿通畅,常被患者误认为"病已痊愈"。但当数月或数年后再次"复发"时,病变多已进入晚期,并发生癌细胞远处转移,预后极差。55岁以上老年人发生无痛性血尿、小便困难者,应及时请泌尿外科专家确诊,争取早期治愈。

（2）前列腺肥大（增生）排尿困难。开始时为夜间尿频，逐渐发展成白天小便次数多、尿流变细、流速缓慢无力。饮酒、劳累、受凉是造成排尿困难、血尿、膀胱大量尿潴留的常见诱因。另一特征是血尿较肿瘤病变轻，多为显微镜下血尿，肉眼血尿少，伴有排尿灼热感。B超检查，不仅简捷无痛，而且能准确检测病变程度、有无并发症及早期癌变，为制订合理治疗方案提供根据。

（3）膀胱乳头状瘤或结石下移，堵塞膀胱颈口（即尿道内口）影响排尿。常于正常排尿中途突然感到会阴深部发胀不适，随之出现尿流中断，或滴出血性尿，经卧床休息或翻身侧转之后，又可恢复小便通畅。B超及膀胱镜检查均可迅速确诊，容易治愈。

（4）慢性后尿道炎、尿道肉阜引起排尿困难。均为女性，病史长，并有反复发作的尿频、尿痛、尿急等慢性后尿道炎、膀胱炎病史，药物疗效差。小便后擦纸上可见新鲜血迹，对着镜子用手指分开小阴唇，患者自己便可见到尿道口内紫红色小肿物，触之易出血，质软。尿道肉阜是长期治疗不愈的慢性尿道炎引起的肉芽肿，属于良性病变。均可通过泌尿外科、妇科医师在门诊手术治愈。

 ## 哪些情况可能导致伴有有痛性血尿的排尿困难?

（1）后尿道结石引起排尿困难　多由于排尿过程中腹压加大使膀胱结石掉入后尿道堵塞引起。其特点是小便中途突然发生会阴部及尿道剧痛、尿流中断，或仅有少量血样尿滴出，男性多见。宜立即停止小便、卧床，部分患者便可自然缓解，排尿恢复通畅；也可肌内注射解痉镇痛药，待镇痛后，由尿道口灌注稀薄润滑油，触到尿道内硬物并轻轻向外推挤，如结石小、表面光滑，便可用此法排出；如硬物不能被挤移动，暗示结石较大或表面粗糙不平，不宜用强力挤出结石，否则会造成尿道黏膜广泛损伤，引起日后尿道狭窄等并发症，需请泌尿外科专家诊治。

（2）由后尿道、膀胱三角区急性炎症引起的排尿困难　亦以老年妇女居多。先有尿频、轻度尿痛，未能及时治疗，症状便迅速加重并出现排尿困难、血尿。发病机制与绝经后体内雌激素水平下降、尿道及膀胱颈口（尿道内口）黏膜皱襞减少、抗感染功能下降有关。所以在应用药物治疗细菌感染的同时，需适当口服雌激素，疗效方可巩固。

 ## 什么原因会导致药源性排尿困难?

老年人身体抵抗力差，组织器官功能衰退，服药较多，容易出现副作用，其中以便秘和小便困难最多见。

（1）主要经肾排泄并易在尿内形成结晶体（如磺胺类制剂）的药物，如果用量较大、持续时间较久、饮水量不足，药物便可在尿内产生过饱和结晶沉积，堵塞泌尿道，引起排尿困难、血尿、肾积水、肾绞痛，严重时会发生急性肾功能衰竭而危及生命。此病应请专科医师诊治，按医嘱服药，不可自行加量用药、延长服药时间，更不可自己随便购药服用。

（2）老年人易患胃肠道疾病导致的疼痛，常用的解痉止痛药对膀胱的逼尿肌都有松弛作用，用量稍多，即可发生膀胱排尿困难，甚至大量尿潴留。必须使用这类药物时，要严格控制每次用量，疼痛缓解后立即停药。

（3）可以引起大便秘结的药物（如止泻药、四环素族药物等），用量稍大，持续用药时间稍长，粪便在直肠内形成硬块，压迫仅以薄壁相隔的膀胱颈，妨碍尿道内口正常排尿。发生上述情况时，应停药或改变治疗方法，并设法排出直肠内粪块，小便即可恢复正常。

##  哪些疾病可能导致排尿困难？

（1）尿道外口处女伞（瓣膜）增厚、粘连引起排尿困难。皆为女性。此病多自中年以后反复出现膀胱炎及排尿欠畅、尿意不尽症状，逐年加重。泌尿外科医师都可直接辨识瓣膜及慢性炎症病变的存在。这在门诊手术即可治愈。

（2）乳糜尿急性发作，乳凝块或血块堵塞引起排尿困难。原患乳糜尿，未完全治愈，又食入大量荤食或含油脂较多食物，劳累后使之加重，通过淋巴管侧支经肾排出的乳糜增多，形成较多的乳凝块或血块，堵塞输尿管引起肾绞痛，堵塞尿道则引起排尿困难。遇此情况时，需到医院急诊请泌尿外科医师处理。症状消失后设法治愈乳糜尿原发疾病，就可防止复发。

（3）子宫下垂、阴道壁膨出引起排尿困难。妇女的膀胱后壁下部与阴道前壁中上部紧贴，发生子宫下垂及阴道壁向外膨出后，膀胱随之下移，改变与尿道的角度，继发排尿困难。大多数患者过去都有多产、难产、会阴裂伤后手术修补效果不好的历史。请妇科医师治愈疾病后，排尿困难不治自愈。

（4）前列腺硬变压迫后尿道引起小便困难。年轻时曾患有久治不愈的慢性前列腺炎或前列腺结核病史，根据过去病史和B超检查显示，确诊不难。定期到门诊做尿道扩张或住院进行前列腺切除术，均可缓解和治愈。

（5）尿道钝挫伤并发小便困难。多为年高落坐不稳的老年男性，将尿道上段挤压于坐凳与耻骨之间，造成黏膜和周围组织挫伤肿胀、淤血。稍重者当时发生尿痛、小便困难；轻微者，当时仅感到小便稍有灼热痛，并无其他异常，多被忽略不治。因为受伤局部感染、瘢痕收缩形成尿道狭窄，发生排尿困难。经验丰富的医师，手指触诊就可发现狭窄变硬的部位。如不能肯定，应用尿道造影X线片即可确诊，在门诊做尿道扩张术便能治愈。

引起老年人排尿困难的疾病，虽以良性病理改变居多，但都可导致泌尿系感染、急性尿潴留、双侧肾积水、继发肾功能衰竭尿毒症，危及生命安全，是马虎不得的健康问题，应及早设法治愈。

## 哪些药物容易引起老年人排尿困难？

（1）抗菌药物　包括阿莫西林、氨苄西林、头孢唑啉、阿米卡星（丁胺卡拉霉素）、林可霉素（洁霉素）、培氟沙星（培福新）、环丙沙星、复方磺胺甲噁唑（CO.SMZ）、甲硝唑等。这些药物都有报道导致老年人排尿困难。

（2）抗精神类药　该类药应用较广的主要有氯丙嗪、奋乃静、氟哌啶醇，能引起排尿困难。

（3）抗抑郁药　如丙咪嗪、多虑平、阿米替林、氯米帕明等，可引起尿闭症。

（4）平喘药　如氨茶碱、茶碱、麻黄素、异丙喘宁等均可致排尿困难。

（5）抗心脑血管药　如普萘洛尔（心得安）、硝苯地平（心痛定）、维拉帕米（异搏定），均会抑制膀胱肌收缩而引起尿潴留。

（6）胃肠解痉药　颠茄、阿托品、东莨菪碱、山莨菪碱（654-2），均会使膀胱逼尿肌松弛而造成尿闭症。

（7）强效利尿药　目前常用的有呋塞米（速尿）、利尿酸等。因其利尿作用很强，过度利尿可引起水电解质失衡，可致尿潴留，个别引起尿失禁。

（8）抗过敏药　异丙嗪、苯海拉明、赛庚定、氯苯那敏（扑尔敏）和羟嗪（安泰乐）等，都是很常用的抗过敏药。使用后可加重排尿困难。

（9）复方抗感冒药　如酚麻美敏（泰诺）、氨咖黄敏（速效伤风）胶囊、氯芬黄敏（感冒通）、感冒灵、维C银翘片等含有抗过敏药。

 ## 老年人排尿困难有哪些危害？

排尿困难是尿道发生不同程度梗阻的症状。当尿道发生梗阻时，尿液不能排空，膀胱内潴留的尿液也逐渐加多，每次排尿膀胱均要加压，故膀胱壁肌肉增粗，久之不但潴留尿量增加，还破坏了输尿管膀胱连接处的抗回流机制，因而排尿时有尿液返流到输尿管及肾内，使输尿管和肾扩张积水，继而发生肾功能损害，发展下去可导致肾功能衰竭、尿毒症。

 ## 从哪些方面预防老年人排尿困难？

（1）心理卫生方面　积极治疗原发病，当患者出现排尿困难、有尿不尽感觉、尿次数增多时不要恐慌，保持乐观情绪，避免过度紧张导致排尿困难。

（2）生活保健方面

① 生活有规律，注意劳逸结合。

② 养成定时排尿的习惯，不要憋尿，一有尿意立即去排尿。

③ 不可久坐，避免盆腔充血。

④ 保持大便通畅，防止发生便秘和腹泻，以免刺激会阴部引起尿潴留。

⑤ 排尿不畅时，可做卜腹部按摩、热敷、听流水声等有助于排尿。

（3）饮食方面　食物以低脂肪、清淡为主，要养成多饮水习惯，不能因为排尿不畅而忌饮水，这样常因尿量不足而排尿更加困难。饮食中要戒酒，忌食辛辣等刺激性食物，以减少前列腺的充血和水肿，有利排尿。

（4）运动方面　要坚持锻炼，目的在于增强血液循环，减少盆腔或前列腺局部血液淤滞，加强会阴、直肠、膀胱、尿道部肌肉的功能，有助于排尿。

（5）老年人身体弱、疾病多，需经常用药，许多药物有影响正常排尿的副作用。切记：所有药物必须在专科医师的指导下使用。

 ## 为什么老年人出现排尿困难时必须去医院检查？

当人一出现排尿困难、尿失禁、尿急、尿频、尿痛或任何不舒服的排尿感觉时，可能是因前列腺的良性增生、肥大所致，也可能是因尿结石、肿瘤、炎性病变阻塞尿道和膀胱，或支配排尿的神经系统受损等原因所致，切不要以"难以启齿"为由，不好意思去求医，而应立即去医院泌尿专科检查，明确诊断，以便及时采取有效治疗措施，早日解除痛苦。保护肾脏功能，万万不可乱投"医"、乱用药，以免贻误病情，造成后患。

 ## 老年人排尿困难的治疗方法有哪些？

最理想的治疗是去除病因。但有时病情较重，去除病因有一定困难或危险，此时最简单而有效的治疗是在下腹行穿刺膀胱造瘘，在膀胱内放一根尿管引流尿液，则梗阻症状立即消除，肾功能也会得以改善。待情况允许时再行去除病因治疗。

 ## 老年人排尿困难的家庭应急处理方法有哪些？

（1）刺嚏法或探吐法　用消毒棉签探入鼻部刺激鼻腔，使之引发喷嚏。或用羽毛探入口中刺激喉部，使之作呕微吐。这是上窍开通下窍的方法，有利于小便的顺畅排出。

（2）熨脐法　用艾叶 60 克，石菖蒲 30 克炒热，用布包好，热熨脐部（神厥穴），冷则易之。这是取两药挥发油透穴位，开下窍，理气血，使小便排出。

（3）暖小腹法　用食盐 500 克、切碎生葱 250 克同放锅内炒热后，用布包之，待热度适宜时，熨暖小腹部，冷则易之，热熨数次即可见效。这是因为钠离子与葱挥发油有透肤通阳通便的功效，因而使小便通畅。

（4）中极穴贴药法　用甘遂细末 9 克，面粉适量及冰片少许，加温水调成糊状，贴于中极穴（脐下 4 寸处），一般 30 分钟即可见效。这是取其药效能透穴通窍的机制，使小便通畅。

（5）穴位指压法　取中极（脐下 4 寸）、关元（脐下 2 寸）、阴陵泉（胫骨内侧踝直下陷窝中）、三阴交（内踝直上三寸）各穴，用拇指按压几分钟。其机制为通经活络，从而改善泌尿功能。

## 治疗老年人排尿困难的食疗方

目前，临床上治疗老年性排尿困难还没有比较有效的方法。但症状较轻的此病患者通过食疗可取得较好的疗效。下面推荐几个治疗老年人排尿困难的食疗方法。

### 三豆饭

【原料】白扁豆 100 克，赤小豆 100 克，黑豆 100 克，粳米 500 克。

【做法】将白扁豆、赤小豆和黑豆洗净后放锅中，加适量的清水用文火炖煮 1 小时。然后将粳米洗净，与适量的清水一起加入此锅中，煮至米熟即成。此饭可作为主食服用。

【用法】早餐顿服。

### 双子炖麻雀

【原料】菟丝子、枸杞子各 15 克，麻雀 2 只。

【做法】将麻雀去除毛杂及内脏，与菟丝子、枸杞子一起放入炖盅内，加入适量的清水隔水炖煮，至麻雀烂熟即成。

【用法】饮汤吃肉，一日 2 餐。

### 苦瓜茶

【原料】苦瓜 1 个，绿茶适量。

【做法】将苦瓜的一端切掉，挖出内瓤，装入绿茶。将此苦瓜悬挂于阴凉通风处阴干后取下，洗净切碎即成。

【用法】每次取 10 克的苦瓜茶放入杯中，以沸水冲泡，盖闷半小时后饮用，可每日饮 2 次。

### 鹌鹑杜仲汤

【原料】杜仲 10 克，枸杞子 30 克，鹌鹑 1 只，食盐适量。

【做法】鹌鹑与杜仲、枸杞子一起放入砂锅中，加入适量的清水煮至鹌鹑烂熟，去掉杜仲，调入食盐即成。

【用法】可每日吃 1 剂，分 2～3 次吃完。

**猪小肚党参汤**

【原料】党参 15～20 克，泽泻 10 克，猪小肚（即猪膀胱）1 具，食盐适量。

【做法】将猪小肚洗净，与党参、泽泻一起放入砂锅中，加入适量的清水煮至猪小肚烂熟，去掉泽泻，调入食盐即成。

【用法】可每日吃 1 剂，分 2～3 次吃完。

# 第五节　老年人尿失禁

 ## 什么是尿失禁？　老年人尿失禁是正常衰老现象吗？

国际尿控协会（ICS）对尿失禁的最新定义为：是一种给患者及照料者带来社会及卫生问题的尿液非随意流失，是一种可以得到客观证实、不自主的经尿道漏尿现象，并由此给患者带来社会活动的不便和个人卫生方面的困扰。尿失禁并不是正常衰老的一部分，尿失禁发生在任何年龄都是不正常的。

 ## 尿失禁的发病原因有哪些？

医学至今无法解释尿失禁的发病原因。一般而言，发病率男女各占一半，但是以发病年龄来说，女性比男性要早得病，女性约为 40 岁，男性则为五六十岁；其中脑卒中、帕金森病患者的发病率也较一般人为高。值得一提的是，生活紧张也是急迫性尿失禁的病因之一，有些人常会频频尿急忍不住，必须不断跑厕所，这些人也许并没有病，是生活过于紧张使然。另外也有一些患者是对某种食物敏感，从而导致尿失禁。但患者本身往往并不知道自己对何种食物敏感，只能从生活和发病情况根据经验找出问题。

 ## 老年人尿失禁有哪些危害？

尿失禁可以引起许多并发症，严重影响老年人的日常生活和社会功能的实现。同时，尿失禁给老年人的心理造成极大的压力，影响着老年人健康指数的提升和总体生活质量的提高。

充盈性尿失禁严重危害肾脏功能，接着受损的是上尿路。由于膀胱经常充盈不能有效地排出尿液，肾脏产生的尿液也就不能及时经输尿管运送至膀胱内，结果势必导致肾盂（肾脏内的空腔部分）积水，并且压迫肾实质组织，损害肾脏功能。整个泌尿道的阻塞发生之后，感染和结石的合并症接踵而来。这正像通畅的排水管道清洁流畅，而阻塞的管道泥沙横溢一样，泌尿道的梗阻使得细菌容易繁殖，结石逐渐形成。

 ## 尿失禁怎么分类？

老年性尿失禁的常见类型有两类：

（1）暂时性尿失禁　由急性疾病造成的尿失禁，往往可以恢复正常。如果暂时性尿失禁未得到妥善处理，其症状也会长期存在。

（2）持续性尿失禁　下尿路疾病所致的尿失禁。在纠正了暂时性尿失禁的确切原因后，如果尿失禁仍持续存在，应考虑持续性尿失禁，多为下尿路疾病所致。

 ## 持续性尿失禁怎么分类？

持续性尿失禁分为急迫性尿失禁、压力性尿失禁、充盈性尿失禁、混合性尿失禁。

老年人持续性尿失禁常为多因素所致，表现为混合性尿失禁。

 ## 导致老年暂时性尿失禁的原因有哪些？

导致老年暂时性尿失禁有四大类可逆性原因，为便于记忆，人们常将4大原因的英文单词的第一个字母排在一起成为"DRIP"（意即"水滴"）：

① 谵妄（D）。

② 活动能力受限（R）。

③ 感染、炎症和粪嵌塞（I）。

④ 尿排出量过多和药物的影响（P）。

 ## 导致持续性尿失禁的原因有哪些？

持续性尿失禁多与下尿路疾病或其他潜在疾病有关。下尿路疾病包括膀胱或逼尿肌过度活动、膀胱出口梗阻、压力性尿失禁及逼尿肌活动低下。

 ## 什么是急迫性尿失禁？

急迫性尿失禁指的是当有强烈的尿意时不能由意志控制而尿液经尿道流出。急迫性尿失禁只是膀胱过度活动症的严重表现，导致急迫性尿失禁的常见原因有逼尿肌老化、心脑血管疾病、早期糖尿病等。这类尿失禁的特点是先有强烈的尿意，后有尿失禁，或在出现强烈尿意时发生尿失禁。咳嗽、打喷嚏或增加腹压可诱发其发生，容易与压力性尿失禁相混淆。

 ## 急迫性尿失禁的发病原因是什么？

生活紧张也是急迫性尿失禁的病因之一，有些人常会频频尿急忍不住，必须不断跑厕所，这些人也许并没有病，是生活过于紧张使然。另外也有一些患者是对某种食物敏感，从而导致尿失禁。但患者本身往往并不知道自己对何种食物敏感，只能从生活和发病情况根据经验找出问题。造成运动急迫性尿失禁的原因有：膀胱以下尿路梗阻；神经系统疾病；原因不明的原发性运动急迫性尿失禁。女性有感染、糖尿病、脑神经的疾病或放射线治疗等原因时，会使膀胱的神经受伤而有急迫性尿失禁的症状出现。

 ## 什么是压力性尿失禁？

压力性尿失禁指喷嚏或咳嗽等腹压增高时出现不自主的尿液自尿道外口渗漏。症状表现为咳嗽、喷嚏、大笑等腹压增加时不自主溢尿。体征是腹压增加时，能观测到尿液不自主地从尿道流出。尿动力学检查表现为充盈性膀胱测压时，在腹压增加而无逼尿肌收缩的情况下出现不随意漏尿。

 ## 压力性尿失禁的发病因素有哪些？

（1）年龄　随着年龄增长，女性尿失禁患病率逐渐增高，高发年龄为45～55岁。年龄与尿失禁的相关性可能与随着年龄的增长而出现的盆底松弛、雌激素减少和尿道括约肌退行性变等有关。一些老年常见疾病，如慢性肺部疾患、糖尿病等，也可促进尿失禁进展。

（2）生育　生育的胎次与尿失禁的发生呈正相关性。年龄过大生育者，尿失禁的发生可能性较大，经阴道分娩的女性比剖宫产的女性更易发生尿失禁，行剖宫产的女性比未生育的女性发生尿失禁的危险性要大，使用助产钳、吸胎器、催产素等加速产程的助产技术同样有增加尿失禁的可能性，大体重胎儿的母亲发生尿失禁的危险性也大。

（3）盆腔脏器脱垂　压力性尿失禁和盆腔脏器脱垂紧密相关，二者常伴随存在。盆腔脏器脱垂患者盆底支持组织平滑肌纤维变细、排列紊乱、结缔组织纤维化和肌纤维萎缩可能与压力性尿失禁的发生有关。

（4）肥胖　肥胖女性发生压力性尿失禁的概率显著增高，减肥可降低尿失禁的发生率。

（5）种族和遗传因素　遗传因素与压力性尿失禁有较明确的相关性，压力性尿失禁患者患病率与其直系亲属患病率显著相关。

##  什么是充盈性尿失禁?

充盈性尿失禁是指由于尿道梗阻（尿道狭窄、前列腺增生）和膀胱收缩无力等原因所导致的慢性尿潴留后，膀胱在极度充盈的情况下，膀胱内压力超过正常尿道括约肌的阻力，尿液从尿道溢出。当尿液增加使膀胱内压超过最大尿道压时，即使有少量尿液也不自主地溢出。长期升高的膀胱内压可造成上尿路梗阻而损害肾功能。临床常见病因有前列腺增生症、前列腺癌和神经源性膀胱等疾病。

##  充盈性尿失禁的发病原因是什么?

充盈性尿失禁出现的原因是邻近前列腺的膀胱因为尿液排出受阻，必须用更大的力量才能将尿液通过变窄的尿道排出，因此，膀胱壁的逼尿肌代偿性增厚。这时，虽然尿液尚能完全排出，但患者开始出现尿频、尿急尤其夜尿增多的症状。随着前列腺继续增生，尿道更加狭窄，膀胱壁的力量已不能将尿完全排出体外，不但膀胱内会残存尿液，而且膀胱壁薄弱的地方还会凸出，形成医学上称为憩室的病变。增生更加发展，膀胱壁更加扩张、变薄、无力，此时患者则会出现遗尿现象，这在医学上称为充盈性尿失禁。

##  什么是混合性尿失禁?

临床经常会碰到并不是单一症状的尿失禁，称为混合性尿失禁。其在妇女中的患病率为20%～36%。其中以压力性尿失禁合并急迫性尿失禁最多见，可以表现为一种症状较为突出，两种尿失禁的症状可以互相影响。在治疗混合型尿失禁时往往比单纯性尿失禁要复杂和棘手。

混合性尿失禁的患者通常描述漏尿与运动相关，比如锻炼身体、跳跃、大笑、打喷嚏等，同时漏尿也与尿急和不能及时赶到厕所相关。然而，每个混合性尿失禁患者的具体发病情况不尽相同，有的以急迫性尿失禁症状为主，有的则以压力性尿失禁症状为主。

##  如何评估老年性尿失禁?

（1）筛查问题

① 在过去的1年里，您是否有不自主的渗尿而弄湿裤子的情形?

□是　□否

② 不自主的渗尿的天数是否超过 6 天以上?

□是　□否

以上 2 个问题回答是,则继续下表的评估。

(2) 初筛试验

**国际尿失禁咨询委员会尿失禁问卷表简表 (ICI-Q-SF)**

仔细回想你近四周来的症状,尽可能回答以下问题:

---

1. 您漏尿的次数?

0:从来不漏尿□

1:一周大约漏尿 1 次或经常不到 1 次□

2:一周漏尿 2 次或 3 次□

3:每天大约漏尿 1 次□

4:一天漏尿数次□

5:一直漏尿□

---

2. 我们想知道您认为自己漏尿的量是多少?

在通常情况下,您的漏尿量是多少(不管您是否使用了防护用品)

0:不漏尿□

2:少量漏尿□

4:中等量漏尿□

6:大量漏尿□

---

3. 总体上看,漏尿对您日常生活影响的程度如何?

请在 0(表示没有影响)~10(表示有很大影响)之间的某个数字上画圈

0　1　2　3　4　5　6　7　8　9　10

没有影响　　　　　　　　　　　　　有很大影响

---

(ICI-Q-SF) 评分(把第 1、第 2、第 3 个问题的分数相加):

---

4. 什么时候发生漏尿?(请在与您情况相符的那些空格上打"√")

从不漏尿□

未能到达厕所就会有尿液漏出□

在咳嗽或打喷嚏时漏尿□

在睡着时漏尿□

在活动或体育运动时漏尿□

在小便完和穿好衣服时漏尿□

在没有明显理由的情况下漏尿□

在所有时间内漏尿□

评价：1～7 分，轻度尿失禁；8～14 分，中度尿失禁；15～21 分，重度尿失禁。

| 发生情况 | 尿失禁类型 |
| --- | --- |
| a 在进行活动时最常发生 | 压力性或以压力性为主 |
| b 多发生于迫切排尿感时 | 急迫性或以急迫性为主 |
| c 不在活动时，也无迫切感 | 其他原因或以其他原因为主 |
| d 活动和迫切感各占一半 | 混合性 |

 **医师如何诊断老年性尿失禁？**

（1）病史及排尿日记　在注意有关泌尿系统病史的同时，还应注意全身疾病史。排尿日记能客观记录患者的排尿情况，是尿失禁诊断的基础。一般需要记录 2～3 天的排尿情况，包括排尿时间、排尿前感觉（有无尿急和尿失禁等）、是否伴有其他症状（尿痛和下腹痛）、是否有诱发尿失禁的因素（如活动、咳嗽等）、每次排尿量等。

（2）体格检查及辅助检查　根据病史提供的线索，做相关的神经系统、心血管系统检查，女性患者还可进行妇科检查。这些检查可为评价尿失禁病因提供重要参考。

（3）残余尿测定　用 B 超或导尿方法测量残余尿，可为诊断及治疗提供依据。

（4）实验室检查　包括血常规、尿常规、肝功能、肾功能、生化指标等的实验室检查，有助于诊断。

（5）诱发试验　患者取截石位，充盈膀胱，反复咳嗽或用腹压，观察尿道口有无尿滴出以及停止腹压后流尿是否停止。如为阳性，则考虑为压力性尿失禁。

（6）膀胱颈抬举试验　该试验适用于女性患者。检查者将中指、示指放入阴道前壁尿道两旁，指尖位于膀胱与尿道交界处，向前上将膀胱颈抬高，再行诱发压力试验，如压力性尿失禁现象消失，则为阳性。

（7）棉签试验　可判断尿道移位情况。屏气后棉签上翘超过原来 20 度，表示尿道向下向后移位。

（8）尿动力学检查　老年性尿失禁的病因复杂，尿动力学检查对其诊断与治疗方法的选择具有十分重要的价值。尿动力学检查可以判断有无尿失禁以及引起尿失禁的原因，可以评价膀胱逼尿肌的功能以及尿道括约肌的功能状态。检查方法包括尿流率测定、膀胱测压、尿道压力描计、腹压性漏尿点压力测定等。

 **急迫性尿失禁的诊断依据有哪些？**

主要依据：尿急、尿频（不到 2 小时排尿 1 次）、膀胱过度收缩或痉挛。

次要依据：夜尿（每晚多于 2 次）；一次尿量少于 100 毫升或高于 550 毫升；不能及时赶到厕所就排尿。

还可通过测定尿流率和残余尿量来诊断急迫性尿失禁，必要时还需行尿动力学检查，以判断是否存在梗阻。

## 压力性尿失禁分为几度？

根据临床症状，可将压力性尿失禁分为三度。

① 轻度：一般活动及夜间无尿失禁，腹压增加时偶发尿失禁，不需佩戴尿垫。

② 中度：腹压增加及起立活动时，有频繁的尿失禁，需要佩戴尿垫生活。

③ 重度：起立活动或卧位体位变化时即有尿失禁，严重地影响患者的生活及社交活动。

## 老年人尿失禁的治疗目的是什么？

老年性尿失禁的治疗目的是最大限度地缓解尿失禁症状，降低并发症的发生，提高老年人的日常生活能力和提高生活质量。

## 老年人尿失禁的治疗方法有哪些？

老年尿失禁的治疗分非药物治疗和药物治疗，首选非药物治疗。

对于老年性尿失禁的治疗应视具体情况而定。暂时性尿失禁患者，如能及时去除病因，尿失禁症状会随之消失。不能及时针对病因治疗的，也能通过改善患者的一般状况，减轻尿失禁症状。而与下尿路疾病有关的尿失禁，多需分清原因，分别处理。

## 急迫性尿失禁的治疗方法有哪些？

（1）原发病的治疗　急迫性尿失禁有时为中枢或外周神经系统疾病所致，因此正规的泌尿外科治疗常在原发疾病稳定后进行。

（2）行为治疗　让患者采用"时钟定时"排尿方法，每周逐渐延长排尿间隔 5～10 分钟，每周进行一次排尿日记随访。行为治疗又称"膀胱训练"。

（3）药物治疗　针对性的药物有奥昔布宁和托特罗定（舍尼亭）两类，这些药物均可影响逼尿肌收缩力，并有口干等副作用，因此必须除外梗阻，用药还需从小剂量开始，逐渐加量，直到出现疗效或出现明显副作用为止。对药物治疗者也须进行排尿日记随访。

（4）自家导尿　对急迫性尿失禁合并逼尿肌受损时应考虑间歇自家导尿，因为此时药物治疗为禁忌。

（5）电刺激治疗　对上述治疗均无效时可考虑采用电刺激治疗。

 ## 压力性尿失禁的治疗方法有哪些？

（1）良好生活方式　减肥，戒烟，改变饮食习惯等。

（2）盆底肌训练　持续收缩盆底肌（提肛运动）2～6秒，松弛休息2～6秒，如此反复10～15次，每天训练3～8次，持续8周以上或更长。此法方便易行，适用于各种类型的压力性尿失禁。

（3）药物治疗　主要为选择性 $\alpha_1$ 肾上腺素受体激动剂，可刺激尿道平滑肌 $\alpha_1$ 受体，以及刺激躯体运动神经元，增加尿道阻力。副作用为高血压、心悸、头痛、肢端发冷，严重者可发作脑卒中。常用药物：米多君、甲氧明。米多君的不良反应较甲氧明更小。此类药物已被证明有效，尤其合并使用雌激素或盆底肌训练等方法时疗效较好。

（4）手术治疗　目前经阴道尿道中段吊带术已逐渐取代了传统的开放手术，具有损伤小、疗效好等优点。

 ## 怎么预防老年人尿失禁？

（1）防止尿道感染　养成大小便后用手纸由前往后擦的习惯，并做到及时清洗，避免尿道口感染。

（2）加强体育锻炼　加强体育锻炼，进行适当的体育锻炼和盆底肌群锻炼。最简便的方法是每天晨醒下床前和晚上就寝平卧后，各做45～100次紧缩肛门和上提肛门活动，可以明显改善尿失禁症状。

（3）积极治疗各种慢性疾病　肺气肿、哮喘、支气管炎、肥胖、腹腔内巨大肿瘤等，都可引起腹压增高而导致尿失禁，应积极治疗该类慢性疾病。

（4）改善全身营养状况　注意饮食和营养摄入。

 ## 怎么训练盆底肌？

目前尚无统一的盆底肌训练方法，共识是必须使盆底肌达到相当的训练量才可能有效。可参照如下方法实施：持续收缩盆底肌（提肛运动）2～6秒，松弛休息2～6秒，如此反复10～15次为一组。每天训练3～8组，持续8周以上或更长。注意在收缩盆底肌群的同时要尽量避免其他肌肉如大腿、背部和腹部肌肉的收缩，体位可以是坐位、直立位、卧位。

## 怎么护理尿失禁的老年人？

（1）设法接尿　对女患者可用女式尿壶紧贴外阴接尿液或用一次性纸尿裤。对男患者可置尿壶接尿，或采用阴茎套连接引流袋接尿。

（2）留置导尿管引流　对尿失禁严重的或有特殊治疗的老年患者，应进行留置导尿，如需长时间留置尿管，要按常规进行尿管护理。

（3）观察排尿反应　充溢性尿失禁患者膀胱充盈时可能出现腹胀、不安，家属或陪护应善于观察，争取在尿液溢出前帮助患者排尿。每隔2～3小时提前协助排尿，适当挤压膀胱，有意识地控制排尿。

（4）心理护理　尿失禁患者的心理压力大，常感到自卑，不和他人交往，期望得到理解和帮助，照顾者应尊重老人人格，给予精神上的安慰。

（5）皮肤护理　保持皮肤清洁干燥，床上可铺橡皮中单或用一次性尿垫，上面再覆盖一块柔软的浴巾，定时用温水清洗会阴部，防止压疮。

（6）保健指导　嘱尿失禁老年人多饮水促进排尿反射，每日摄入液体2000～3000毫升，入睡前限制饮水，以减少夜间尿量。训练膀胱功能，初起每隔1～2小时排尿，以手掌用柔力自膀胱上方持续向下压迫，使膀胱内尿液被动排出，以后渐渐延长排尿时间，并锻炼盆底肌肉，促进排尿功能恢复。

 ## 老年人留置导尿管后应怎么进行外阴清洗？

（1）准备用物　便盆（纸尿裤或看护垫）、防水布单、肥皂、毛巾、检诊手套、冲洗壶（小茶壶或小可爱）、温水。

（2）清洁步骤

① 将布单及便盆（纸尿裤或看护垫）放在臀部下。

② 将会阴部打湿，带检诊手套涂抹肥皂后擦洗阴部。

③ 一手拿水壶，在阴部位置上方慢慢将水倒出，同时以戴手套的手洗去肥皂至清洁，冲洗后以毛巾擦干。

④ 注意清洗时女性要拨开阴唇，男性要拨开包皮清洁才会干净。

⑤ 除清洗会阴部外，亦应将肛门口清洗干净，清洗或擦拭时应注意由阴部先清洗，最后再清洗肛门，避免污染。

⑥ 亦可用每日洗澡方式彻底清洁会阴部。

⑦ 最后，重新更换导尿管粘贴部位，并固定好导尿管及尿袋的位置。

 ## 老年人居家留置尿管有哪些注意事项？

（1）维持尿路通畅

① 卧床患者应经常翻身、活动，可减少尿液混浊，避免导尿管阻塞。

② 翻身、活动后应检查导尿管，避免受压及扭曲，以防阻塞。

③ 沉淀物多时，建议每日经常挤压导尿管（一天至少 3 次）或每次翻身时协助执行，以避免沉淀物阻塞导尿管。

（2）降低尿路感染的措施

① 每日最少清洁会阴一次，阴道分泌物多时及排便后，应增加清洁的次数。

② 尿袋高度应低于患者的膀胱位置（在腰部以下），以防尿液回流造成发炎。

③ 尿袋不可放置于地上，必要时可在尿袋外面再套上塑料袋，以减少污染。

④ 尿袋的积尿不可太多（不超过半袋的尿），一天至少要倒 3 次，避免尿液回流至膀胱。

⑤ 为了避免感染及导尿管阻塞，应多给患者喝水，每天至少 1500 毫升的饮水量，每天尿量至少 1500 毫升。

⑥ 补充富含维生素 C 的食物（如柳橙、番石榴），可减少细菌繁殖，并依营养师或居家护理师的建议维持足够的营养增强抵抗力，以降低感染的发生率。

（3）防止导尿管滑落

① 可用别针固定尿袋于裤管或用丝袜固定导尿管于大腿，尿袋不可拖地。

② 移位前先将尿袋小便倒干净，避免重力牵扯滑落，将尿袋透明管子处反折，迅速将尿袋提高更换位置，以避免尿液回流至膀胱。

（4）异常状况处理

① 换新的导尿管或不小心拉扯到导尿管都可能有出血现象，但很快就会停止，可密切观察，并建议多饮水，以防止血块阻塞导尿管。若出血不止，则建议就医。

② 每日观察尿量多寡、颜色及尿液是否混浊，若尿量突然减少，颜色变深或尿液混浊时，则建议就医。

③ 若有渗尿情形，可能因导尿管阻塞或其他原因引起，可观察渗尿情形并加强挤压导尿管。

④ 导尿管若不慎滑出可暂时包尿布，并迅速就医。

## 温 馨 提 示

研究提示，吸烟、喝茶都可能增加膀胱控制障碍性疾病的发生率。特别是日吸烟量超过 20 支的女性，发生尿失禁的危险性较高。经常喝茶妇女发生这种疾病的危险性也会稍有增加。研究认为，吸烟者经常出现的咳嗽是导致膀胱控制障碍性疾病的原因，其他可能原因还包括吸烟引起的抗雌激素作用或者其可能干扰人体胶原的产生，这些都将会改变骨盆底的强度。茶水的利尿作用已得到共识，而喝咖啡与尿失禁的关联，目前尚不清楚。其他研究还发现体重指数（BMI）较高也会增加尿失禁的发病危险。超重的妇女如果患有尿失禁，减肥将有助于改善其症状。戒烟也有类似的作用。

第二章

# 老年人常见的躯体问题

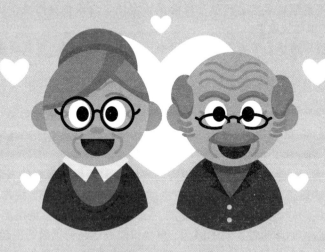

# 第一节　老年人慢性疼痛

 **什么是疼痛？　什么是慢性疼痛？**

WHO（1979 年）和国际疼痛研究协会（IASP、1986 年）给出的疼痛定义是："疼痛是组织损伤或潜在组织损伤所引起的不愉快感觉和情感体验。"疼痛应当被视作一种个体的体验，因此它是主观的，同时由于它常常令人不愉快，因此也是一种情绪体验。

慢性疼痛是指疼痛持续 1 个月或超过一般急性病的进展，或者超过受伤愈合的合理时间，或与引起持续疼痛的慢性病理过程有关，或者经过数月或数年的间隔时间疼痛复发。急性疼痛是疾病的一个症状，慢性疼痛本身就是一种疾病。

 **老年人慢性疼痛有哪些危害？**

许多老年人常年生活在各种疾病的疼痛之中，这不仅严重地影响了老年人的生活质量，而且也大大地增加了全社会的负担。因此，老年人疼痛已经成为一个全社会都应当关注的普遍性社会问题，也是老年人最常见的病症之一，应该受到重视和治疗。因为慢性疼痛不仅会加重病情和恶化心情，还会严重影响老年人的生活质量，甚至影响寿命。

疼痛不仅会导致患者容颜和体力的衰老，而且还会使人产生抑郁和焦虑，导致社会交际能力降低、睡眠和食欲障碍等，严重降低生活质量，并增加医疗费用。当疼痛使人丧失了工作能力，进而使人格的独立性受到威胁，患者就会感到生活失去乐趣和意义，从而导致家庭破裂、自杀甚至危及社会。

 **老年人慢性疼痛的病因有哪些？**

老年人慢性疼痛的常见原因：腰椎间盘突出、颈椎病、骨质疏松、骨性关节炎、椎管狭窄、肩周炎、肌筋膜炎、糖尿病性周围神经病变、带状疱疹、脑梗死、类风湿关节炎、痛风、癌症等。

 **老年人慢性疼痛分为几类？**

疼痛的分类方法很多，可以按疼痛的生理学机制、发作时间、强度等进行分类。

（1）按疼痛性质来区分

① 神经性疼痛：由于中枢或周围神经系统的损伤或病理改变引起，疼痛的性质为烧灼样疼痛、马刺样疼痛、射击样疼痛、电击样疼痛、闪电样疼痛。阿片类药物可能无效或需要较高的剂量才有作用。神经性疼痛可以是交感神经性（如反射性交感神经营养不良）、周围神经性（如带状疱疹后遗神经痛）或中枢性（如幻肢痛和卒中后疼痛）。病因多样，可以是糖尿病、带状疱疹后遗神经痛和卒中。

② 伤害感受性疼痛：由于人体内的伤害感受器受到机械、热、化学刺激或损伤引起，可分为躯体伤害感受器性疼痛和内脏伤害感受器性疼痛。疼痛性质是钝痛、刺痛、酸痛、跳痛，有时候是锐痛，阿片类药物有效。

③ 混合性疼痛：指兼有神经病理性疼痛和伤害感受性疼痛，包括顽固性腰腿痛/慢性下背痛和癌痛。

（2）按病理生理分类

① 神经病理性疼痛：外周神经性，包括疱疹后遗神经痛、糖尿病神经病变；或中枢性疼痛，包括卒中后疼痛、多发性硬化。

② 肌肉骨骼疼痛：如背部疼痛、肌筋膜疼痛综合征、踝关节疼痛等。

③ 炎症性疼痛：如炎症性关节病、感染。

④ 机械性/压力性疼痛：如肾结石、扩大的肿瘤引起的内脏痛。

 # 老年人慢性疼痛怎么进行简单评估？

（1）疼痛程度数字评估量表

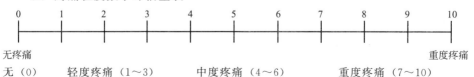

评估范围从 0（无痛）到 10（痛到极点）。

（2）面部表情疼痛评分量表

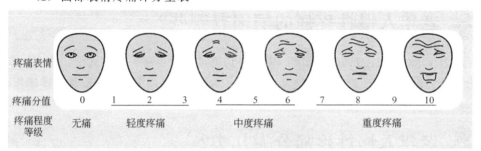

0 级：无疼痛。

Ⅰ级（轻度）：有疼痛但可忍受，生活正常，睡眠无干扰。

Ⅱ级（中度）：疼痛明显，不能忍受，要求服用镇痛药物，睡眠受干扰。

Ⅲ级（重度）：疼痛剧烈，不能忍受，需用镇痛药物，睡眠受严重干扰，可伴自主神经紊乱或被动体位。

 # 老年人慢性疼痛的预防措施有哪些？

在平时的生活和劳动中采取必要的措施，避免少发生、不发生软组织损伤。软组织损伤之后，及时正确治疗，消除软组织损伤的病灶。加强身体保养和体质锻炼，保持长久健康状态，即使是久远的软组织损伤留下的病症也不会出现疼痛症状。

对大多数老年人来说，慢性疼痛是常见病，而疼痛往往被认为是老年人器官老化及病变的一部分。忍耐慢性疼痛，可以延误慢性疼痛病症的诊治。持续的疼痛，可导致生活质量下降，包括抑郁及残疾。疼痛是很复杂的，不及时治疗容易延误病情。同时，很多因素都会影响疼痛。所以，当老年人感到疼痛时，应该及时告诉家人、朋友，以获得大家的支持与帮助，通过治疗消除疼痛。只要及时就诊，积极配合治疗，疼痛是可以缓解或治愈的。

 # 老年人慢性疼痛怎么处理？

（1）缓解疼痛　无论何时，当老年人感到疼痛时，应寻找缓解疼痛的治疗方法和确定其原因。

（2）不能常规使用消炎止痛药物　有些止痛药物对老年患者会产生明显的副作用，要在医生的指导下用药。

（3）配合其他治疗　不能单独依靠药物止痛。可以配合一些物理疗法，包括冷热敷、水疗等，来消除肌肉痉挛而减轻疼痛。

（4）社会心理治疗　慢性疼痛常常伴随消极的情绪。尤其是老年人，情绪因素起重要作用。因此，对待老年人慢性疼痛，心理治疗尤为重要。首先，要与患者建立良好的关系，要多关心他们，使他们感到温暖、可靠、值得信赖。要让患者确信，周围的人理解他们的痛苦，这样才能使他们情绪稳定、精神放松，可以增强其对疼痛的耐受性。同时，采用心理支持疗法来缓解患者的疼痛，如听广播、看有趣的电视节目，与他们进行有趣的谈话，并鼓励家属常来看望，这样可以分散患者对疼痛的注意力，从而有效地减轻患者对疼痛的反应。

（5）适当的锻炼　根据病情鼓励患者进行适当的活动，并选择合适的锻炼项目，如散步，这类活动对有心血管和呼吸系统疾病的老年患者也有好处。其他方法，如按摩、针刺疗法等，对老年人的慢性疼痛均有一定的疗效。

**缓解老年人慢性疼痛有何妙招？**

（1）练瑜伽　瑜伽能让人全身心放松。有研究表明，经过 2 个月的瑜伽练习，患有下背部疼痛的患者减少疼痛症状的有 42％，减轻抑郁症状的有 46％。瑜伽对慢性背部疼痛、关节炎、偏头痛都有很好的治疗效果。

（2）针灸　针灸在治疗慢性疼痛方面起到了很好的效果。它不仅能减少痛苦，还能改善神经系统和肌肉骨骼系统，这些通常都是引起痛苦的原因。针灸对慢性背部疼痛、偏头痛、紧张性头痛、纤维肌痛、关节炎、坐骨神经痛、类风湿关节炎都有很好的效果。

（3）按摩　按摩除了能缓解局部疼痛外，还可以放松全身肌肉。按摩疗法可以提高脑内啡肽水平，是身体天然的镇痛药，并能降低应激激素的水平。研究发现，按摩能显著减少疼痛，并有助于缓解焦虑情绪。腰痛、关节炎、紧张性头痛、纤维肌痛、颈痛和手术相关不适都可以通过按摩治疗。

（4）练气功和太极　有研究发现，尽管气功和太极的动作都比较舒缓，却可以像处方止痛药一样有效。马里兰大学的研究也指出，当气功结合冥想，可能会更有效地减少痛苦。

（5）催眠状态和引导想象　专家称，催眠疗法将人诱导进入一种特殊的意识状态，将医生的言语或动作整合入患者的思维和情感，从而产生治疗效果。它能创造积极的身体生理改变，包括引起的疼痛。慢性背部疼痛和纤维肌痛都可以通过催眠疗法治疗。

### 慢性疼痛的食疗方

**延胡索木瓜粥**

【材料】延胡索 10 克，木瓜 10 克，大米 150 克。
【做法】将延胡索、木瓜煎后去渣取汁，加适量水与大米同煮粥。
【用法】每日两次，早晚服用。

**香附丹参粥**

【材料】香附 15 克，丹参 10 克，小米 150 克。
【做法】将香附、丹参煎后去渣取汁，加入适量水与小米同煮粥。
【用法】每日两次，早晚服用。

**独活黑豆汤**

【材料】独活 15 克，细辛 5 克，黑豆 80 克。

【做法】将独活与细辛煎后去渣取汁，再将先泡软的黑豆与适量水（约 2000 毫升）用慢火煎煮至 500 毫升。

【用法】每日分两次服，每次 50～100 毫升。

# 第二节　老年骨质疏松症

 ## 什么是骨质疏松症？

骨质疏松症是一种以骨量低下、骨微结构破坏、导致骨脆性增加、易发生骨折为特征的全身性骨病。骨质疏松不等同于骨质疏松症，骨质疏松是一种状态，没有任何症状，当出现骨痛、脆性骨折时称为骨质疏松症。我国 50～60 岁的妇女约 30％患绝经后骨质疏松症，60 岁以上妇女的患病率为 30％～50％，老年男性的骨质疏松症患病率为 20％～30％。

 ## 骨质疏松症的临床特点有哪些？

骨质疏松症是中老年人最常见的全身性骨骼疾病，它的主要特征是骨矿物质含量低下、骨结构破坏、骨强度降低、易发生骨折。疼痛、驼背、身高降低和骨折是骨质疏松症的特征性表现。但有许多骨质疏松症患者在疾病早期常无明显的感觉。骨质疏松性骨折是脆性骨折，通常在日常负重、活动、弯腰和跌倒后发生。骨折是骨质疏松症的直接后果，轻者影响机体功能，重者致残甚至致死。常见的骨折部位是腰背部、髋部和手臂。

 ## 骨质疏松症的主要危害有哪些？

（1）骨折　骨质疏松症是第四位常见的慢性疾病，也是中老年最常见的骨骼疾病。骨质疏松症被称为沉默的杀手。骨折是骨质疏松症的严重后果，常是部分骨质疏松症患者的首发症状和就诊原因。髋部骨折后第一年内由于各种并发症的病死率达到 20%～25%，存活者中 50%以上会有不同程度的残疾。

（2）疼痛　疼痛是原发性骨质疏松症最常见的症状，以腰背痛多见，占疼痛患者中的 70%～80%。脊柱椎体压缩骨折出现突发性的腰背剧痛，骨折块有时会压迫相应平面的神经根而出现肢体麻痹、功能障碍，给老年患者的生活以及家庭带来不便。

（3）驼背、身体缩短　骨质疏松还会引起驼背、身体缩短，脊椎椎体前部负重量大，尤其第 11、第 12 胸椎及第 3 腰椎，负荷量更大，容易压缩变形，使脊椎前倾，形成驼背。随着年龄增长，骨质疏松加重，驼背曲度加大，老年人骨质疏松时椎体压缩，每椎体缩短 2 毫米左右，身长平均缩短 3～6 厘米。

（4）呼吸功能下降　胸、腰椎压缩性骨折，脊椎后弯，胸廓畸形，可使肺活量和最大换气量显著减少，患者往往可出现胸闷、气短、呼吸困难等呼吸功能下降症状。

 ## 诱发骨质疏松症的危险因素有哪些？

骨质疏松症受先天因素和后天因素影响。

先天因素包括人种（白色人种和黄色人种患骨质疏松症的危险高于黑色人种）、体格瘦小、老龄、女性停经过早（40 岁以前）、家族有老年性骨折等。

后天因素包括药物、疾病、营养及生活方式等。

（1）生活习惯因素　嗜烟，过度饮酒，大量摄取咖啡、茶，不当节食减肥，饮食过于清淡或蛋白偏高，体力活动缺乏（制动）。

（2）营养因素　饮食中营养失衡，蛋白质摄入过多或不足，高钠饮食，低体重，钙和（或）维生素 D 缺乏（光照少或摄入少）。

（3）疾病因素　性腺功能低下，慢性胃肠功能紊乱，慢性肝肾功能不全，糖尿病，甲状腺功能亢进，卵巢、子宫、胃大部、小肠切除等。

（4）药物因素　服用糖皮质激素、抗癫痫药、甲状腺激素及甲氨蝶呤等影响骨代谢药物。糖皮质激素治疗 6 个月以上患者中，骨质疏松的发生率大约为 50%。

 ## 骨质疏松症的高危人群有哪些？

骨质疏松症的高危人群有：绝经女性；有母系家族史（尤其髋部骨折家族史）者；低体重者；性激素低下者；长期吸烟者；过度饮酒或咖啡者；体力活动少者；饮食中钙和（或）维生素 D 缺乏（光照少或摄入少）者；患有影响骨代谢的疾病者；应用影响骨代谢的药物的患者。

骨质疏松症是怎么分类的?

　　骨质疏松症分为原发性和继发性两大类。原发性骨质疏松症又分为绝经后骨质疏松症（Ⅰ型）、老年性骨质疏松症（Ⅱ型）和特发性骨质疏松症（包括青少年型）3种。由其他疾病或药物等一些因素所诱发的骨质疏松症称为继发性骨质疏松症。绝经后骨质疏松症及老年性骨质疏松症最多见。

 骨质疏松症可以预防吗?　怎么预防骨质疏松症?

　　骨质疏松症是可防可治的慢性病。人的衰老无法阻止，但延缓与衰老相关的骨骼退化是可能的。骨质疏松并不可怕，只要坚持合理的养生保健，养成健康规律的生活方式、戒除不良嗜好，可以延缓或阻止发生骨质疏松症状。

　　人的各个年龄阶段都应当注重骨质疏松的预防，婴幼儿和年轻人的生活方式都与骨质疏松症的发生有密切联系。人体骨骼中的矿物含量在30多岁达到最高，医学上称为峰值骨量。峰值骨量越高，就相当于人体中的"骨矿银行"储备越多，到老年发生骨质疏松症的时间越推迟，程度也越轻。老年后积极改善饮食和生活方式，坚持钙和维生素D的补充，可预防或减轻骨质疏松。

　　（1）均衡饮食　增加饮食中钙及适量蛋白质的摄入，低盐饮食。钙质的摄入对于预防骨质疏松症具有不可替代的作用。牛奶、豆类、瘦肉、鱼、虾皮、芝麻酱、核桃仁、蛋类等均含有大量钙，可经常选食。同时，要注意食物不宜过咸。

　　（2）戒除烟酒　吸烟和饮酒均可影响钙和维生素D的代谢，影响骨细胞的代谢及峰值骨量的形成；过量的咖啡因可增加尿钙排泄，影响身体对钙的吸收；碳酸饮料可阻止钙吸收；过多的盐以及蛋白质过量亦会增加钙流失。故生活中应尽量戒烟、限酒，减少咖啡、浓茶、碳酸饮料的摄入量，避免上述不良习惯。

　　（3）保持弱碱性体质　酸性体质是钙质流失、骨质疏松的重要原因，人体弱碱性环境可预防和缓解骨质疏松。如彻夜唱卡拉OK、打麻将、夜不归宿等生活无规律，都会加重体质酸化。心理压力过大也会导致酸性物质的沉积，影响代谢的正常进行。故养成良好的生活习惯，保持良好的心情，适当地调节心情和自身压力可以保持弱碱性体质，从而可有效预防骨质疏松的发生。

（4）适量运动　人体的骨组织是一种有生命的组织，人在运动中肌肉的活动会不停地刺激骨组织，使骨骼更强壮。运动还有助于增强机体的反应性，改善平衡功能，减少跌倒的风险，这样就不容易发生骨质疏松症。运动中的肌肉和重力对骨骼的力学刺激会有助于增加骨密度，保证骨骼的正常生长发育及维持骨强度。运动也有助于提高峰值骨量，减少绝经后妇女的骨丢失，增加老年人平衡能力和自信心，并有利于预防跌倒。适合老年人的运动方式有散步、慢跑、做健身操、打太极拳等，运动时间和强度要循序渐进，贵在坚持。

（5）增加日光照射　中国人饮食中所含维生素 D 非常有限，大量的维生素 $D_3$ 依赖皮肤接受阳光紫外线的照射后合成。经常接受阳光照射会对维生素 D 的生成及钙质吸收起到非常关键的作用。正常人平均每天至少应有 20 分钟日照。

 ## 骨质疏松症患者如何预防骨折的发生？

有研究指出，65 岁以上在家居住的老年人跌倒的发生率为 20%。跌倒的危险因素很多，如感觉障碍、反应时间迟延、肌张力低下、平衡功能降低、视力降低等等。

骨质疏松性骨折的危害很大，致残率及致死率较高，会造成沉重的家庭、社会和经济负担，故骨质疏松性骨折的预防意义大于治疗意义。

老年人家中尽量不用小地毯或卷边的地毯、突出的家具和丝带等物；家中地板应该选用防滑性能好的地砖（特别是卫生间）；须穿着防滑、低跟鞋以得到良好支撑行走；行走时注意凸凹不平的地面、人行道、地板及注意脚下的宠物；注意保养楼梯，两边安装扶手，清理楼梯上的杂物；注意正在服用的药物有无副作用，有些药物可能引起跌倒的风险增加，比如降压药、催眠药、$H_2$ 受体阻滞药等药物；注意体育锻炼，增加肌肉力量和平衡训练，有助于减少行走时跌倒可能。

 ## 骨质疏松症的防治策略是什么？

在骨质疏松症的任何阶段开始治疗都比不治疗好。及早得到正规检查、规范用药，可以最大程度降低骨折的发生风险、缓解骨痛等症状、提高生活质量。因此，老年人要做到预防为主、防治结合，定期检查骨生化指标和骨密度，及早发现异常，尽早干预。

骨质疏松的预防和治疗需在医师指导下进行，其防治策略包括基础措施和药物治疗两部分。基础措施包括调整生活方式和骨健康基本补充剂。调整生活方式：富含钙、低盐和适量蛋白质的均衡饮食；注意适当户外运动；避免嗜烟、酗酒；慎用影响骨代谢的药物；采取防止跌倒的各种措施。骨健康基本补充剂包括钙剂和维生素 D。药物治疗包括抗骨吸收药物、促进骨形成药物以及一些多重机制的药物。请老年人务必在医师的指导下正确应用。

 ## 治疗骨质疏松症的药物有哪些？

骨质疏松症患者在坚持运动、饮食调护等措施的同时，可选用辅助药物控制骨质疏松症的发生。有效的药物治疗能缓解和治疗骨质疏松症，包括雌激素代替疗法、降钙素、选择性雌激素受体调节剂以及二磷酸盐，这些药物可以阻止骨吸收，但对骨形成的作用特别小。

用于治疗和阻止骨质疏松症发展的药物分为两大类：第一类为抑制骨吸收药，包括钙剂、维生素 D 及活性维生素 D、降钙素、二磷酸盐、雌激素以及异黄酮；第二类为促进骨形成药，包括氟化物、合成类固醇、甲状旁腺激素以及异黄酮。建议大于 60 岁的老年人可以在医师的指导下适当服用钙片、维生素 D 等安全有效的营养补充剂。

 ## 骨质疏松症的高危人群如何进行自我检测？

高危人群应当尽早到正规医院进行骨质疏松检测，做到早诊断、早预防、早治疗。

以下问题可以帮助进行骨质疏松症高危情况的自我检测，任何一项回答为"是"者，则为高危人群，应当到骨质疏松专科门诊就诊：

① 您是否曾经因为轻微的碰撞或者跌倒就伤到自己的骨骼？

② 您连续 3 个月以上服用激素类药品吗？

③ 您的身高是否比年轻时降低了 3 厘米？

④ 您经常过度饮酒（每天 2 次，或一周中只有 1～2 天不饮酒）吗？

⑤ 您每天吸烟超过 20 支吗？

⑥ 您经常腹泻（由于腹腔疾病或者肠炎而引起）吗？

⑦ 父母有没有轻微碰撞或跌倒就会发生髋部骨折的情况？

⑧ 女士回答：您是否在 45 岁之前就绝经了？

⑨ 您是否曾经有过连续 12 个月以上没有月经（除了怀孕、哺乳期间）？

⑩ 男士回答：您是否有阳痿或者缺乏性欲这些症状？

提示：高龄、低体重女性尤其需要注意骨质疏松，医师常用"瘦小老太太"来形容这类高危人群。

 ## 喝骨头汤就能防止骨质疏松症？

实验证明，一碗牛奶中的钙含量，远远高于一碗骨头汤。对老年人而言，骨头汤里溶解了大量骨内的脂肪，经常食用还可能引起其他健康问题。要注意饮食的多样化，少食油腻，坚持喝牛奶，不宜过多食入蛋白质和咖啡因。

 ## 治疗骨质疏松症就是补钙？

简单来讲，骨质疏松症是骨代谢的异常（人体内破骨细胞影响大于成骨细胞，以及骨吸收的速度超过骨形成速度）造成的。因此，骨质疏松症的治疗不是单纯补钙，而是综合治疗，提高骨量、增强骨强度和预防骨折。患者应当到正规医院进行诊断和治疗。

 ## 老年了才治疗骨质疏松症为时已晚？

很多老年人认为骨质疏松症无法逆转，到老年期治疗已没有效果，为此放弃治疗，这是十分可惜的。从治疗的角度而言，治疗越早，效果越好。所以，老年人一旦确诊为骨质疏松症，应当接受正规治疗，减轻痛苦，提高生活质量。

 ## 靠自我感觉能发现骨质疏松症？

多数骨质疏松症患者在初期都不出现异常感觉或感觉不明显。发现骨质疏松症不能靠自我感觉，不要等到发觉自己腰背痛或骨折时再去诊治。高危人群无论有无症状，应当定期去医院进行骨密度检查，有助于了解骨密度变化。

 ## 在商场、药店通过仪器的简单测试就能确定是否缺钙？

事实上，这些场所摆放的"单光子骨密度测试仪"只能测人体手臂的尺骨和桡骨，而人体钙流失的主要危害是造成腰椎和髋骨的缺钙，因此这种测试并不准确。

## 老年人单纯补钙就能防治骨质疏松症？

对于老年人来说，缺钙是导致骨质疏松症的一个重要原因，但单纯补钙并不能全面防治骨质疏松症，需要从改善膳食结构和服用补钙剂两方面加强钙的摄入。

 ## 骨质疏松症是小病，治疗无须小题大做？

骨质疏松症平时不只是腰酸腿痛而已，一旦发生脆性骨折，尤其老年患者的髋部骨折，导致可能需要更换髋关节，也可能长期卧床，导致系列并发症的发生，病死率甚高。

 ## 治疗骨质疏松症，自己吃药就可以了，无需看专科医生？

对于已经确诊骨质疏松症的患者，应当及早到正规医院，接受专科医生的综合治疗，而不是自己选择吃药。

 ## 必须通过吃钙保健品才能迅速补钙？

服用钙保健品虽然有一定的补钙作用，但并不一定能迅速补钙。饮食补钙才是最好最安全的途径。

 ## 补钙产品卖得越贵，含钙量越高，吸收率就越高，效果也越好？

有的补钙品宣称"沉积好、吸收快"，有的宣称"颗粒小"，甚至推出了"原子钙""纳米钙"，让人们觉得钙越细小越易吸收。实际上人体对钙的吸收利用率和钙产品的颗粒大小无关。要看是否具有生物活性，生物活性越高，吸收利用率越高。

 ## 骨质疏松容易发生骨折，宜静不宜动？

保持正常的骨密度和骨强度需要不断地运动刺激，缺乏运动就会造成骨量丢失。体育锻炼对于防止骨质疏松具有积极作用。另外，如果不注意锻炼身体，出现骨质疏松，肌力也会减退，对骨骼的保护与刺激进一步减少。这样，不仅会加快骨质疏松的发展，还会影响关节的灵活性，容易跌倒，造成骨折。

 **手术后，骨折的骨骼就正常了？**

发生骨折，往往意味着骨质疏松症已经十分严重。骨折手术只是针对局部病变的治疗方式，而全身骨骼发生骨折的风险并未得到改变。因此，我们不但要积极治疗骨折，还需要客观评价自己的骨骼健康程度，以便及时诊断和治疗骨质疏松症，防止再次发生骨折。

# 第三节　老年人晕厥

 **什么是老年人晕厥？**

昏倒，是老年人在身体状况欠佳的情况下遇到的一种紧急情况。在医学上，昏倒被称为"昏厥"，或者"晕厥"。晕厥是一时性脑缺血、缺氧引起的短时间意识丧失现象。引起晕厥的原因很多，常见并且比较轻微的原因有：过度紧张、恐惧、突然改变体位等。这些情况都可以出现昏倒的现象，它们又被称为"反射性晕厥"或"功能性晕厥"。

 **老年人晕厥有哪些表现？**

老年人晕厥可以表现为突然头昏、眼花、心慌、恶心、面色苍白、全身无力，随之意识丧失，晕倒在地。晕厥是神经科常见的症状，晕厥发作时间一般很短，数秒或数十秒就可恢复意识。只有极少数发作时间长的伴有四肢抽搐的症状。

 **年轻人晕厥和老年人晕厥有什么不同？**

年轻人和老年人都可以发生晕厥，但引发的原因有所区别，年轻人绝大多数都是由于自主神经功能的失调，如交感神经兴奋不足或迷走神经兴奋过度造成，因而多发生在特定场合，如强烈的情感刺激、空气不流通的密闭空间、憋尿时间过长、剧烈运动突然停止时。老年人则要复杂得多，常与机体脏器的功能老化、代谢异常、很多原发疾病的困扰有关。

## 哪些因素导致老年人晕厥?

（1）直立性低血压　常发生在有多系统萎缩或服降压药的老年人身上。多系统萎缩是一种缓慢发展的中枢神经系统变性病，晚期可以影响自主神经系统中枢对血压的调节，尤其是在应激状态下的反应能力，不能很好地调节血压。使患者在由卧位或坐位到站立的过程中，血压无法及时调整提高，而影响大脑的有效供血。一般这类患者还伴有帕金森样症状、智能减退、尿便障碍、肾上腺功能减退。服降压药患者有时会出现过量，同样可以引起直立性低血压。

（2）严重的心律失常　进入老年后，人体心血管系统已经开始出现不同程度的老化，如大动脉粥样硬化、狭窄，心肌纤维化、收缩无力，传导纤维功能减退导致传导阻滞，窦房结功能异常引起心律失常甚至停搏。这种类型的晕厥通常比较凶险，如不及时治疗会有生命危险，是猝死的主要原因，意识恢复的时间视心律恢复正常或心跳恢复的时间而定。

（3）颈部受到挤压　常发生于一些平时注重衣着外表，喜欢穿硬领、高领等束领服装的老年人身上。这是因为颈部有颈总动脉及其分支通过，在血管的分叉处存在着感受压力的结构，称为"颈动脉窦"。它也会因年老失去弹性而变得对压力变化过度敏感，当束领服装对其造成挤压时，会给大脑传递"血压过高"的错误信息，使血管扩张，脑血流量下降。这种情况多发生在患者转颈、后仰或低头等动作时，但一般摔倒后很快就恢复意识。

（4）低血糖　这类情况常发生于有饥饿史、腹泻史和糖尿病史的老年人群，因为上述原因造成葡萄糖摄入不足或降糖药使用过量，会引起血糖降低，大脑因缺乏足够的代谢能量支持而出现晕厥。其特点是多发生在清晨和餐前，晕厥发生前有出汗、乏力、心跳加快等自主神经反射亢进的症状伴随，如果救治不及时会造成大脑不可逆的损伤，导致永久性昏迷或呈植物状态。

（5）中暑　也称为热休克，常发生在夏季。由于老年人自身调节体温的能力减退，假如长时间暴露在高热潮湿的环境中，体温调节中枢无法让体内多余的热量通过出汗、皮肤散热的方式转移出去，就会发生晕厥，如果处理不好或不及时还会危及生命。

 ## 老年人晕厥有哪些临床特征?

老年人晕厥发作，起病突然、迅速，持续时间短。临床发作多无先兆。临床特征典型者分为三期：

① 发作前期：发作前有倦怠、头晕、恶心、面色苍白、出汗等症状。

② 发作期：突发黑蒙，短暂性意识丧失，面色苍白，大汗，血压下降，脉细弱，瞳孔扩大等，神经系统检查多为阴性。

③ 恢复期：意识多快速自行恢复，休息数分钟后不留任何后遗症。

 ## 晕厥会给老年人带来哪些危害？

对老年人来说，晕厥的发生常无规律可循，防不胜防，因而危害也比较大，轻的仅是意识模糊，重的则摔得头破血流，所以不能掉以轻心。一般在第一次出现晕厥后，应尽快到医院查病因，明确诊断，获取正确的治疗和预防指导。由于老年人对轻微的身体不适不敏感，常误认为身体健康，很容易掩盖一些疾病的早期表现，这是非常危险的，出现眩晕、昏迷不等于晕厥。

晕厥是一种临床常见的综合征，多数患者无不良后果，但严重者可有致残甚至致死的危险。表现为突然发生的全身肌张力消失，不能直立及意识丧失。心源性晕厥所致的晕厥后果最严重。约30％的患者出现反复发作，病死率为7％。晕厥严重影响老年人的生活质量，因反复晕厥造成73％左右的患者存在不安或忧虑，约71％的患者日常生活受到严重影响，是引起老年人跌倒的常见原因。

随着老年人口逐年增多。老年患者往往并发多种疾病，一旦因晕厥发生跌倒或其他心脑血管事件，其花费亦十分巨大。晕厥不仅可使患者致残、致死，而且还可导致严重社会危害；这就需要我们正确认识，尽可能做到减少或避免晕厥的发生。

 ## 什么是眩晕？

眩晕是多个系统发生病变所引起的主观感觉障碍，是一种运动错觉，患者此时表现为头昏、头重脚轻，感到周围景物向一定方向转动或自身天旋地转，并没有意识丧失。发作时并无外界刺激。眩晕本身并不是一种独立的疾病，有数十种疾病可以引起眩晕。

 ## 什么是昏迷？

昏迷是严重的意识障碍，表现为意识的持续中断或完全丧失，与晕厥相比意识丧失的时间较长，不易迅速逆转。昏迷的发生，提示患者的脑皮质功能发生了严重障碍。主要表现为完全意识丧失，随意运动消失，对外界刺激的反应迟钝或丧失，但患者还有呼吸和心跳。

 ## 什么是醒状昏迷？

有一种昏迷称为醒状昏迷，亦称"睁眼昏迷"或"去皮质状态"。患者主要表现为睁眼闭眼自如，眼球处在无目的的漫游状态，容易使人误解为患者的意识存在。但是患者的思维、判断、言语、记忆等以及对周围事物的反应能力完全丧失，不能理解任何问题，不能执行任何指令，不能对任何刺激做出主动反应。这种情况就是植物状态，俗称的"植物人"。醒状昏迷的出现说明患者的脑干功能存在而脑皮质功能丧失，绝大多数情况下因该功能难以恢复，故患者预后较差。

 ## 老年人晕厥分为哪几类？

常见的老年人晕厥有：心源性晕厥、脑性晕厥、直立性低血压晕厥、排尿性晕厥、咳嗽晕厥等。

 ## 什么是心源性晕厥？

由于心脏功能异常，心排血量突然减少引起。这种晕厥多数发病突然、持续时间较长，病情也较凶险，一定要争分夺秒地抢救。心源性晕厥常见于老年人，有心脏疾病的老年人应和心血管专科医师沟通治疗，必要时应用心脏起搏器及植入式心脏转复除颤仪等。

 ## 心源性晕厥的发病有什么特点？

在活动或用力时发病，与体位无关，一般无先兆。发病往往伴有发绀、呼吸困难、心律及脉搏改变等体征。若及时查心电图常可记录到相关的异常改变。

 ## 心源性晕厥常见的病因有哪些？

心律失常，如心动过速、心动过缓、停搏、QT间期延长综合征等；心腔排出受阻，如瓣膜病、冠心病、心肌梗死等；肺血流受阻，如肺动脉高压、肺动脉栓塞等。因为心源性晕厥前驱症状较少，其发生创伤的概率较其他各种晕厥要高，故更应该引起重视。

 ## 什么是脑性晕厥？

脑性晕厥是由于脑部血管或主要供应脑部血液的血管发生循环障碍，导致一时的广泛性脑供血不足所致。多见于老年人，常见的原因有短暂脑缺血、脑干性晕厥、大动脉炎等。预防措施为：防止脑血管动脉粥样硬化，减少脑血管痉挛，规律用药，定期复查。

## 脑性晕厥的常见原因有哪些？

脑性晕厥常由各种严重的脑血管闭塞性疾病、短暂性脑缺血发作、基底动脉型偏头痛以及脑干病变等引起。

 ## 什么是直立性低血压晕厥？

直立性低血压晕厥多见于老年人或长期卧床者。表现为体位突然改变后，出现眼前发黑、晕厥等。发生直立低血压性晕厥，其原因是体位的突然改变，腹部和头部的血液迅速向下肢流去，供应头部的血液相对减少，出现暂时性脑缺血，表现为眼前发黑，有金星闪闪，持续时间短暂。直立性低血压是很常见的，年轻人日常生活中，久蹲之后突然站起来，也会出现这种情况。但老年人的情况与年轻人不同，老年人因神经调节功能差、动脉弹性下降、体质虚弱等原因而更易发生直立性低血压，特别是在一定因素诱导下，就更容易发生直立性低血压。

 ## 什么是排尿性晕厥？

排尿性晕厥发生在老年人夜间起床排尿时，主要是突然起床和用力排尿后腹压急骤下降，以致上身血液回流腹腔，导致脑缺血而发生晕厥。由于男女排尿器官的差异，绝大多数发生于男性。

 ## 老年男性排尿性晕厥与哪些因素有关？

老年男性排尿性晕厥的发生原因目前还没有得到证实，考虑与以下几个因素有关：自主神经功能不稳定是发病的关键因素，由于入睡时交感神经处于抑制状态，刚醒时尚未恢复正常，以及排尿时迷走神经兴奋加剧了心动过缓，心脏功能差的老年人更易诱发心律失常；其次由于老年人夜间饮水量增加，尿量及尿次增多，且老年男性多伴有不同程度的前列腺增生，排尿不尽，残尿增多，出现尿频、尿急症状，导致小腹胀满，排尿时间延长；最后由于体位的突然改变以及排尿后膀胱压力骤减，造成回心血量减少，进而出现暂时性广泛性脑血流减少，大脑短时间缺血缺氧而致晕厥。

 ## 怎么预防老年男性排尿性晕厥？

为了防止排尿性晕厥的发生，老年人睡前不宜饮水过多，睡前 3 小时饮水量尽量不超过 500 毫升，并注意睡前排尿；可在老年人床旁放尿壶，减少起床如厕的次数，并定时提醒老年人排尿；起床时动作宜缓慢，醒后尿意急迫时，先坐片刻，反复深呼吸数次，然后排尿；高龄且有心脏病史，特别是有服催眠药习惯的老年人，夜间排尿时应尽量采取坐位，且有人在身边照看，不关厕所门，以防止发生意外。

##  老年男性发生排尿性晕厥该怎么处理？

一旦发生排尿性晕厥，应立即使患者平卧，头部放低，抬高下肢 15 分钟，以增加回心血量，并解开衣领及腰带。如有恶心呕吐，则将头偏向一侧，以免呕吐物吸入气管而引起窒息。当意识恢复后可慢慢扶其至坐位，继而慢慢站起，避免直立过快而再次晕厥。一般需休息半小时方可让患者重新站起。如并发心律失常和骨折等，需请专业医师进行急救处理。

##  什么是咳嗽晕厥综合征？

咳嗽晕厥综合征是指由于剧烈咳嗽而引起的一过性意识丧失的一组病症。该病患者的主要临床表现是在剧烈咳嗽数秒钟后出现一过性意识丧失，但可在 10 秒钟到 1 分钟内自行苏醒。轻者可不发生晕厥倒地现象，只是在咳嗽后自觉头晕、眼花、浑身无力，或感到一时头脑不清楚。有的苏醒后会遗忘意识丧失时所发生的事情。

##  为什么咳嗽会导致晕厥呢？

脑震荡学说认为，剧烈咳嗽会使人的脑脊液压力迅速增高，造成大脑暂时缺血，因脑细胞缺血而使人出现意识丧失；剧烈咳嗽不仅可使人胸腔、腹腔的压力迅速增高达 40 千帕，而且会使脑脊液的压力瞬间增高，使脑内血管因受压缺血而使人晕厥；剧烈咳嗽时由于胸腹腔的压力骤然升高，使由静脉回流到心脏的血液量减少，导致大脑缺血而致晕厥。

##  咳嗽晕厥综合征具有哪些特点？

发生咳嗽晕厥综合征者大多为中老年男性。这类患者在各种体位时都可能，但以站立时发生的较多；约有半数患者都有慢性肺部疾病（如肺气肿、慢性支气管炎、肺结核、胸膜炎、肺沉着病等）病史；大多数患者较肥胖且呈桶状胸；平素嗜好烟酒或进食量较大，他们每次发病多因进食或饮酒、吸烟时出现了呛咳。

##  咳嗽晕厥综合征的预后怎么样？

咳嗽晕厥综合征的预后良好。除清醒后少数人感到头晕、乏力外，大多数人可恢复如常，不留有任何后遗症。但应注意的是，由于咳嗽晕厥综合征患者多在站立时发病，突然摔倒后容易引起外伤或骨折，严重的还可引起颅脑损伤。少数患有心脑血管疾病的中老年患者还会因此而使原来的疾病加重。因此，不可对咳嗽晕厥综合征掉以轻心。

## 应如何防治咳嗽引起的晕厥？

积极治疗原有的慢性肺部疾病。患者在治疗原发病时除需服用相应的药物（抗生素、抗结核药、镇咳药等）外，还要适当地服用祛痰药，以使痰液能够顺利地排出，从而减轻咳嗽症状。

养成良好的生活习惯。咳嗽晕厥综合征患者不仅要戒烟限酒，还要避免在进食时大声说笑，以防止因烟酒的刺激或进食后发生呛咳而诱发晕厥。

当老年人预感到要咳嗽时，应及时蹲下、坐下或躺下，以免因晕厥而造成严重摔伤。

一旦发现老年人晕倒，家人应立即使其平卧，并让其头部稍低且偏向一侧，以防止其脑部缺氧。患者苏醒后，应继续平卧休息一段时间，不能马上坐起或活动。有条件的患者，最好到医院做一下全面检查，以便明确诊断。

## 如何辨别脑血管意外引起的晕厥？

脑血管意外分为脑出血及脑梗死两类。脑出血多发生在白天活动时，如情绪激动、大量饮酒、过度劳累等因素可以诱发。发病前少数人有头晕、头痛、鼻出血等先兆症状，患者突然晕倒，迅速出现昏迷、面色潮红、口眼歪斜、目光呆滞、言语不利、偏瘫、小便失禁等，部分患者还出现喷射状呕吐。脑血栓形成、脑梗死等一般多发生在睡眠或安静状态下，患者常有头痛、头晕、肢体发麻、沉重感或不同程度的瘫痪。

## 出现脑血管意外引起的晕厥应该采取哪些紧急措施？

由于脑血管意外大多起病急，发展快，病情重，且在家中发生居多，若抢救不及时或措施不当，病情会很快恶化，危及生命。在此情况下，应该结合以上不同的表现，对病情做出初步的判断，并及时给予适当的家庭现场急救，这对提高治愈率、减少致残率、提高生存质量至关重要。患者发病后应立即采取的措施包括：

（1）保持合适体位　患者绝对卧床。脑出血者，将头部稍垫高。脑栓塞者，应立即使其平卧、头稍后仰，以保证脑血液回流灌注。

（2）保持呼吸道通畅　立即解开领口，颈部垫高，头部偏向一侧，及时清理口鼻腔内的分泌物及呕吐物，以防流入气管，引起窒息或吸入性肺炎。家中若备有氧气袋，可立即给予吸氧，如患者呼吸已停止，则做人工呼吸抢救；不要随便给患者喝水、吃东西，以免发生气道堵塞。

（3）控制血压　家中有备用血压计者，立即进行血压测量，若血压≥220/120毫米汞柱，适当应用现有的降压药，使血压保持在150～180/105毫米汞柱左右，不可降至过低，或在医师指导下进行降压。

（4）心理安慰　家属不要过于惊慌，应保持镇静，安慰患者，避免患者因过度紧张或恐惧而使病情加重。

（5）呼叫和安全转运　呼叫急救中心或及时送到附近医院检查（如 CT、核磁共振）、抢救。有发病先兆或脑卒中表现者，应立即送往医院住院治疗。

（6）保持室内空气流通　天冷时要注意保暖，天热时要注意降温；用冷毛巾覆盖患者头部，因血管在遇冷时收缩，可减少出血量。避免不必要的搬动，必须搬动时，动作要轻，固定头部，以防出血加重。在将患者送往医院的途中，车辆应尽量平稳行驶，以减少颠簸震动；此时应将患者头部稍稍抬高，并随时注意病情变化。

 ## 如何辨别心肌梗死引起的晕厥？

心源性晕厥是老年人晕厥的另一种比较严重的疾病。心脏病突发的患者除了在严重情况下出现晕厥、意识模糊之外，此前主要表现为：胸骨后或心前区突然出现持续性疼痛，同时有全身抽搐、呕吐、休克等，有的患者会出现面色苍白、出冷汗、烦躁不安、乏力。

 ## 出现心肌梗死引起的晕厥应该采取哪些紧急措施？

在家中碰到怀疑是心肌梗死的患者时，紧急情况下，在患者送入医院前应注意采取以下措施：

① 应密切观察心率、呼吸、血压等生命体征，家中如备有氧气，应及时吸氧。与此同时，尽快叫救护车。

② 解松衣服，让患者保持半坐位或患者感到最舒服的体位，并保持绝对安静。或根据家中环境及患者感觉是否舒适，选择以下姿势中的某一种并保持着，等候救护车到来：有桌子的话，可让患者伏在桌上，两手当枕，垫在额头下；叠高被子，让患者背靠，让头部也倚在被子上；垫好枕头，让患者仰卧，并适度垫高脚跟。

③ 如果心前区疼痛严重，让患者先含服硝酸甘油，疼痛应在 5 分钟之内缓解。剧烈疼痛持续时，可放射到左腕、左手背部，并且脸色苍白，脉搏紊乱，这种情况是非常危险的。有的患者曾经有多次发作，口含硝酸甘油能缓解。如果这次发作硝酸甘油无效或者可以认定是心肌梗死时，一分钟也不应耽误，因心肌梗死的病死率很高，所以必须尽快送 ICU 或心脏监护病房抢救。

对于心肌梗死发作的患者，一旦出现晕厥、昏迷、心脏停搏时，家人不应慌乱，要使其平躺，用拳头猛击患者前正胸，然后做人工呼吸和心脏按压，同时拨打急救电话。这样的抢救成功率在一半以上，时间宝贵，必须分秒必争，因为心脏停搏 6 分钟后大脑会因缺氧造成不可逆性死亡，即使救活后也会成为植物状态。

## 当老年人晕厥时怎么进行简单评估？

初始评估主要围绕以下3个问题：暂时性意识丧失是否由晕厥引起，是否已经明确晕厥的病因，是否存在可能导致短暂性意识丧失的心血管疾病。

老年人晕厥可以是多种病因导致的。因此，初始评估时除急诊患者以外，对其他所有晕厥可疑患者必须认真询问病史，进行体格检查（包括卧位以及立位血压）、心电图检查等。详尽的问诊至关重要，应包括晕厥发作前的体位或活动等，晕厥发作时有无恶心、呕吐、大汗等伴随症状，发作结束时有无大小便失禁，以及患者的既往病史、家族史、服药史等，还包括目击者的描述。但是，部分老年人由于独居、记忆力减退、认知受损等客观原因，导致获取准确、详细的病史比较困难，大于60%的老年人晕厥无法正确评估。这个阶段的患者可以分为明确诊断、可疑诊断、不能肯定诊断。初步评估有"明确诊断"的患者，一般来说不需要进一步检查，但由于诊断的可信度完全取决于医师的经验，因此，实际上很多医师在进入治疗阶段之前通常还要选择1~2个检查支持初步评估，以得到"明确诊断"。

## 怎样预防老年人晕厥？

对于晕厥的预防，首先要坚持锻炼身体，增强体质；要养成每天科学规划作息、规律生活的习惯；学会简单的自我保健技能，如测血压、血糖、脉搏，定期了解这些指标的数值，指导自己正确使用降压药、降糖药和相关药品。提倡科学饮食，着装一定要舒适宽松，外出活动一定要看天气，不要在烈日暴晒下从事各种体力活动。另外，还要养成每年定期到医院体检的好习惯。

老年人晕厥发作有时危险不在于原发疾病，而在于晕倒后的头颅外伤和肢体骨折。因此，建议厕所和浴室地板上覆盖橡皮布，卧室铺地毯，室外活动选在草地或土地上进行，避免站立过久。应认识有可能诱发晕厥的行为，如饥饿、炎热、排尿等，并尽可能避免，还应了解晕厥发作的先兆症状，并学会避免意识丧失的方法：在出现晕厥前状态时立即平躺和避免可能致伤的活动。

## 怎样治疗老年人晕厥？

治疗晕厥没有特效药物，有原发病的一定要积极治疗。尤其是心脏的问题，如果因心脏跳动过缓反复晕厥，要考虑安装起搏器。血管扩张药因可增加晕厥发生率，应停用，对血容量不足的患者应予补液。对于较重的患者可采取扩容，轻微体育活动，倾斜训练（反复长期的倾斜训练直到患者立位反应消失）等较安全的方法。对于颈动脉窦过敏患者，应避免穿硬领衣服，转头宜慢或在转头的同时逐渐转动整个身体，平时可服用阿托品或麻黄素预防发作。服用降糖药和降压药要防止过量造成晕厥。治疗引起咳嗽的疾病。对于情境性晕厥，应尽可能避免特殊行为。对于排尿、排便等无法避免的行为，可采用保持血容量、改变体位（由立位改为坐位或卧位）、减慢体位改变速度等方法。另外，排便性晕厥患者使用大便软化药，排尿性晕厥患者睡前减少饮水特别是饮酒，吞咽性晕厥患者少食冷饮和大块食物，也利于预防晕厥发作。直立性低血压患者的治疗，应包括血容量不足时的补液和停用或减量产生低血压的药物。避免长久站立和长期卧床，戒酒有一定的预防作用。其他方法，如增加盐和液体摄入量，使用弹力袜和弹力腹带，随身携带折叠椅。锻炼腿和腹部肌肉也有帮助。若上述方法效果不好，可考虑药物治疗。

 ## 老年人出现晕厥怎样进行应急处理？

老年人发生晕厥后，家人不要惊慌，周围人尽量不要随意搬动患者，应先让患者躺下，取头低脚高姿势的卧位，解开衣领和腰带，注意保暖和安静。在紧急情况下也可通过刺激水沟（人中）或合谷等方法唤醒。对于低血糖晕厥，可以用喂糖水、吃干粮的办法处理。对于中暑性晕厥，首先应把患者安放在阴凉通风处。一般的功能性晕厥经过以上处理，患者渐渐会恢复知觉。对于心脏疾病引起的晕厥，要尽快拨打 120 送往医院。

造成晕厥的较为严重的原因有心源性（由突发心脏病引起）、脑源性（由脑血管意外引起）。如遇脑血管意外（俗称中风）、心肌梗死引起的晕厥，应妥善采取相应的处理措施，并尽快送医院急救。由于这两种病因在老年人中比较多见，所以，老年人及其家庭成员应注意如何鉴别，以及如何进行自我应急处理。

总之，当老年人在家中突然晕倒之后，家人应保持镇静，并及时与医院急救中心联系，除了各种功能性晕厥，经过短暂的处理就有可能缓解之外，不能忽视心、脑血管疾病造成的严重病情，并结合老年人平时的病史、发病前后的其他表现做出初步的判断，及时采取合理的家庭救治措施。

# 第四节    老年人皮肤瘙痒

 ## 什么是老年人皮肤瘙痒症？

老年人皮肤瘙痒症中医称之为风瘙痒，临床上将皮肤先出现剧烈瘙痒，无任何原发性皮疹，由于搔抓而出现抓痕、血痂、色素沉着、苔藓化等的神经功能异常性皮肤病，称皮肤瘙痒症。皮肤瘙痒症是临床常见的皮肤病之一，分全身性和局限性两种，多见于老年人。局限性皮肤瘙痒症发生于身体的某一部位，常见的有肛门瘙痒症、阴囊瘙痒症、女阴瘙痒症、头部瘙痒症等。

 # 老年人皮肤瘙痒症有什么特点？

老年人皮肤有其自身的特殊性：萎缩、敏感和增生。临床表现为皮肤变软、变薄、干燥起皱，在情绪变化、气温变化时特别容易发痒，受体内外环境因素的影响。老年人全身性皮肤瘙痒，往往以躯干最痒。冬季瘙痒症出现于寒冷的季节，由于寒冷干燥而诱发，其典型的症状是小腿发痒，逐渐蔓延到大腿，甚至周身。老年人全身各处皆有瘙痒的感觉，但不是全身同时发痒，往往由一处移到另一处，发痒的程度不尽相同，虽然觉得皮肤发痒，但仍可忍受，有的老年人觉得全身奇痒，需用刷子刷皮肤或用热水洗烫，直至皮肤出血而感觉疼痛及灼痛时痒感才暂时减轻，往往以晚间痒重。患者因发痒而失眠或不能安眠，由于剧烈瘙痒不断搔抓，可以出现抓痕血痂或条状的抓伤，有时有湿疹样改变、苔藓样变或色素沉着，抓伤的皮肤也容易感染而发生疖肿或毛囊炎。

 # 老年人皮肤瘙痒症的病因是什么？

（1）疾病因素　老年皮肤瘙痒症多认为与某些疾病有关，如变态反应、神经精神功能障碍、糖尿病、甲状腺功能异常、胆道疾病、肾炎、肿瘤都可以引起皮肤瘙痒。

（2）外界因素　严冬时过冷的刺激、干燥、温度低都易引起皮肤瘙痒，皮毛、化纤品、粗糙内衣也容易刺激瘙痒的发作，老年人皮肤及附属器官皮脂腺、汗腺等萎缩，含水量下降，皮下脂肪也变薄，皮肤因干燥无华，血液循环差，皮肤的适应能力下降，受到些微小不良刺激便发生瘙痒。有的老年人爱用很烫的热水洗澡，而且洗澡的次数过于频繁，再加上使用碱性大的肥皂或药皂，使本来就枯燥的皮肤失去了皮脂的滋润而加重干燥，更易诱发瘙痒。

（3）饮食方面的因素　饮酒，抽烟，喝浓茶、咖啡，食虾蟹、辛辣食物等常为诱因。

（4）体内寄生虫感染　临床表现以肛门周围、外阴部瘙痒为主，瘙痒发作常有定时，如脱衣后、入睡前。

 # 怎么预防老年人皮肤瘙痒症？

（1）掌握正确的洗澡方法　老年人洗澡次数不宜过多；水温不宜过高，一般以35～40℃为宜，不要用热水烫澡；洗澡时间不宜过长，以15～20分钟最好；洗澡时不宜用碱性较大的肥皂，因为这种肥皂去脂效力太大，会增加皮肤干燥度，故应用中性肥皂或皂液，且注意控制好量，出汗多的地方使用少许即可，不要全身涂抹。

（2）适当使用护肤用品　老年人油脂分泌少，皮肤干燥，故需要经常擦些护肤用品，如护肤膏、护肤霜、护肤油、身体润肤乳液等，使皮肤保持一定的湿度和滋润度，有利于防止皮肤瘙痒。

（3）养成健康的饮食习惯　老年人平日营养要充分，膳食调配要适当，饮食宜清淡，不要吃得太咸、太腻，少吃或不吃辛辣等刺激性食物，多吃新鲜的绿色蔬菜，不喝酒，少饮或不饮浓茶和浓咖啡。

（4）生活规律　皮肤瘙痒在生活不规律、睡眠不佳、休息不好、心情不舒畅时加重。故老年人必须注意生活规律，睡好觉，不要过度劳累，保持大便通畅。大便通畅能有效地将体内积聚的致敏物质及时排出体外。

 ## 老年人皮肤瘙痒症患者日常生活中应该注意什么？

① 积极防治原发疾病，如糖尿病、黄疸、肠寄生虫病，以去除加剧瘙痒病的病因，如因风寒或暑热而致者，应调适寒温，避免暑热及寒冷刺激；如因食物诱发者，当忌油腻酒酪、鱼虾海味等，对已经证明有过敏的食品，包括同类食品均应绝对忌食。

② 不滥用强刺激的外涂药物。

③ 瘙痒处应避免用过度搔抓、摩擦、热水洗烫等方式止痒，不用碱性强的肥皂洗浴。

④ 内衣应柔软宽松，以全棉织品为好，避免羽绒、尼龙及毛织品衣服贴身穿戴。

⑤ 避免交叉感染，有些皮肤病比如疥疮可以通过接触传染，老年人自己的衣服、毛巾、用物要单独使用，不要与家人相混。床单、毛巾、衣服用后要用热水洗，并在日光下暴晒。

⑥ 保持愉悦的心情，避免发怒和急躁，平时可选择散步、打羽毛球、太极拳、练气功等活动。培养种花、养金鱼、下棋等良好习惯来陶冶情操。

⑦ 保证充足的睡眠，早起早睡，不看刺激性强的影视节目，临睡前不喝浓茶与咖啡等刺激性饮品。

 ## 老年人皮肤瘙痒症患者适宜吃什么？

饮食应多吃新鲜蔬菜、水果、富含维生素 A 的食物（如瘦肉、动物肝脏、胡萝卜、菠菜和豆制品）。瘙痒严重可吃苋菜、白菜、芥菜、芋艿、海带、紫菜、鸡血、蛇肉等食物。宜吃凉血解毒食物，如绿豆、粳米、黄瓜、苦瓜、马齿苋、绿茶等。可以多食用一些碱性食品，比如黄瓜、香蕉、葡萄、海带、芝麻、苹果、萝卜、绿豆等食品，这对于患者有一定的好处。另外，苦瓜中含有奎宁，具有清热解毒、祛湿止痒的功效，患者多吃一些苦瓜也能减轻瘙痒的症状。

 ## 老年人皮肤瘙痒症患者不适宜吃什么？

少吃高脂肪食物，这是因为高脂肪食物会增加皮肤油脂，特别是皮肤表面的毛孔易发生堵塞的现象；糖类食物也要少吃，过多的糖会增加皮肤上的细菌繁殖，刺激皮肤，造成皮肤瘙痒。

避免鱼、虾、蟹等海产品，海产品是皮肤瘙痒的"过敏源"，它易使皮肤血管周围的活性物质释放出来，加剧皮肤的瘙痒，故应避免食用。

应注意少吃辛辣刺激性食物，如烟、酒、辣椒、胡椒、大蒜、葱、芥末、生姜、咖啡等。忌公鸡、鹅等发物。

 ## 药物之外有什么方法可以止痒吗？

痒和痛一样，就是一种感觉，如果我们将注意力过分集中在这个方面，那就会越来越痒，因此，老年人可以采取一些分散注意力的办法，来减轻痒的感觉。可以听听音乐、戏剧，和朋友聊天，家人代读或自己看看报纸、杂志，散步及进行适当体育锻炼，这样可以调节神经功能，加强和改善皮肤的新陈代谢过程，增强抗病能力。新鲜空气对皮肤的健康有益，户外活动让老年人心情好，精神压力小了，痒的感觉也就减轻了。

 ## 老年人皮肤瘙痒症怎么用药？

老年人皮肤瘙痒症最好在专科医师的指导下用药。外用药物治疗的目的是解除或减轻瘙痒，常用外用药常含碳酸、薄荷脑、麝香、草酚、煤焦油溶液等止痒药，根据病情配成洗剂、霜剂等，常用的有炉甘石洗剂或酚炉甘石洗剂，也可以用皮质类固醇软膏或霜剂。对女阴瘙痒症或肛门瘙痒症的患者应避免使用刺激性药物，否则可能损伤黏膜。

在皮肤科医师指导下口服抗组胺药、钙剂、维生素 A、维生素 C 及复合维生素 B。另外，必要时进行性激素治疗，男性患者用丙酸睾酮 25 毫克，肌注，每周 2 次，或服用甲基睾酮 5 毫克，一日 2 次；女性患者可服己烯雌酚 0.5 毫克，一日 2 次，或用黄体酮 10 毫克，肌注，每日 1 次。

 ## 老年人皮肤瘙痒症怎么进行中医治疗？

中医认为本病属血虚风燥，治疗宜养血润肤、疏风止痒。下面介绍一个中医治疗处方：

【组方】当归、赤芍、川芎、防风各 10 克，生地、熟地、鸡血藤、首乌藤、刺蒺藜、地肤子各 15 克。

【做法】按中药常规熬煎，适量水煎 2 次，倒入杯中融合。

【用法】每日 1 剂。分 2 次口服。

【加减】顽固性瘙痒皮肤呈苔藓化者加全虫、乌蛇肉、炒皂刺；皮肤继发感染或湿疹样变，舌苔白腻者加龙胆草、黄芩、泽泻、苦参、白鲜皮；心烦失眠，舌质红者加莲子心、炒山栀、珍珠母。

**老年人皮肤瘙痒治疗偏方**

### 桑叶洗方

【材料】桑叶 30 克（新鲜的桑叶就不拘重量），芒硝 100 克。

【做法】清水 5 碗，同桑叶煎 15 分钟，然后去渣取汁，倒入芒硝，融化调匀。

【用法】倒入温水中，用来洗浴。

### 盐米泔水方

【材料】食盐 100 克，米泔水（洗米水）1000 克。

【做法】食盐和米泔水倒入锅中，煮沸 10 分钟。

【用法】倒入盆里，擦洗瘙痒处，每天早晚各一次，每次擦洗 5 分钟。

### 阴囊瘙痒洗方

【材料】蛇床和地骨皮各 30 克，粗茶叶一把，食盐一茶匙。

【做法】用纱布袋把所有材料包好，扎紧包口，加清水煎 20 分钟。

【用法】熏洗瘙痒患处。

### 内服方

【材料】黑芝麻和生首乌各 15 克，生地黄和白蒺藜各 10 克，甘草 3 克，蝉衣 6 克。

【做法】上述材料加清水 4 碗，煎至 1 碗。煎 2 次，倒入杯中融合。

【用法】每天 1 剂。分两次口服。

# 第五节　老年人营养不良

 ## 什么是老年人营养不良？

老年人营养不良系指在老年人群中，由于机体需要与营养素摄入之间不平衡所导致的一系列症状。广义的营养不良包括营养不足及营养过剩，营养不足指各种营养素摄入不足或蛋白质或能量营养不良。

 ## 为什么要重视老年人营养不良？

尽管营养不良在老年人群中十分常见，但往往被忽略。有研究报道，社区及居家老年人营养不良患病率为 15%，老年住院患者高达 50%，即使在医院也不被关注。改善老年人营养状况对提高老年人生活质量、减轻家庭压力及社会负担有深远意义。

 ## 老年人营养不良的原因有哪些？

老年人由于牙齿老化、咀嚼困难，味觉和嗅觉退化，消化、吸收功能减退，自由活动能力下降，常合并一些急性和慢性疾病，另外由于抑郁、孤独等精神心理问题、经济问题等原因，容易发生营养不良。

 ## 老年人营养不良的危险因素有哪些？

导致老年人营养不良的危险因素很复杂，通常由摄入不足、消化不良、腹泻、出血、肾衰竭等因素导致营养素失调引起。主要包括以下几方面：

（1）与年龄相关的生理性改变和不良饮食习惯　随着年龄的增加，牙齿松动脱落，影响食物咀嚼，嗅觉和味觉障碍导致食欲下降；渴感减退，引起饮水不足，严重时可导致脱水；胃酸分泌不足，各种消化酶活性下降，影响食物的水解消化；肠蠕动减少，影响营养素的吸收；老年人生活习惯的改变，特别是饮食习惯的改变及活动量的减少，进食量及食物品种不足导致营养不良发生；在疾病情况下，老年人往往会接受一些旁人不正确的饮食指导，甚至素食或限食，这些不恰当的饮食习惯是引起营养不良的主要原因；活动量减少或活动能力受限会导致能量代谢和食物摄入量的改变，这也可引起相应的各种营养不良症状，如肥胖症。

（2）伴随的相关疾病　除了老年人生理改变和饮食习惯的问题外，疾病是引发老年人营养不良的最主要原因。各个系统的疾病，不论是急性还是慢性，均可通过影响机体的能量需求、摄入和代谢等环节导致营养不良。比如：慢性阻塞性肺疾病患者，呼吸肌做功增加，机体能量消耗增大，机体长期处于缺氧状态，易发生营养不良。慢性心功能不全患者，消化道淤血使得老年人消化吸收障碍，对脂溶性维生素、钙、铁等吸收特别容易受损，也是高发蛋白质-能量营养不良的人群。痴呆患者，饮食存在障碍，如照料者不掌握营养学知识，容易出现营养不良和营养过剩。卒中患者，活动受限，言语表达能力受限，使之不能完全自主进食；感觉异常、吞咽障碍使之进食困难或不知饥饿，这些都是发生营养不良的危险因素。帕金森病患者，肌肉震颤使得机体耗能增加，易发生营养不良。情绪异常，如抑郁症患者，精神差，食欲差，也会损害老年人的营养状态。

（3）多药使用　老年人患病率较普通人群高，药物使用种类繁多、基数大。而药物几乎对所有营养素的代谢都有潜在影响，老年人群是药物性营养不良发生的高危人群。常见的药物包括：抗惊厥药物如苯巴比妥、苯妥英钠等，可以诱导生物素、叶酸、钙和维生素 D 缺乏；利尿药可引起水和矿物质丢失；抗肿瘤药物引起食欲下降；类固醇激素和传统的抗抑郁药物可使体重增加；因此，老年人，尤其是在同时服用多种药物时，更容易出现药物性营养不良，自我感觉有体型或精神状态异常时，应及时到医疗机构进行全面评估。

（4）其他因素　老年人是社会弱势群体，其社会经济情况、环境因素都影响老年人群的营养状况。研究显示，在社会经济状况差的环境中生活是肥胖症的危险因素之一。社会经济因素是能量的摄入和消耗的主要影响因素。

# 老年人营养不良有什么临床表现？

老年人营养不良是临床综合征，涉及机体各个器官及系统。老年人营养不良的临床表现主要有精神萎靡、表情淡漠、全身乏力、反复感冒、逐渐消瘦等症状。

体重下降和逐渐消瘦是营养不良主要的临床表现之一，也是一项易察觉易监测的指标。以体重和身高作为参数计算出的体重指数（BMI），平衡了个人身高差异，能够很好地反映个体营养状况。目前已作为筛选评估和检测营养不良的一个特征指标，被纳入多种营养评估工具中。

肌肉力量减弱、老年人自觉乏力感是另一项老年人营养不良的常见临床表现。不同于体重下降，肌力减弱往往不易察觉且不易量化，常常被忽视。

老年人活动耐量、活动范围下降、精神萎靡、皮疹、感觉减弱、皮肤干燥等等都是营养不良的隐匿表现。

# 老年人微量营养素缺乏可引起什么特殊表现？

老年人微量营养素的缺乏，可引起以下一些特殊表现：

① 缺乏维生素 A：眼睛干涩，经常看不清东西，皮肤干燥、脱屑等。

② 缺锌：鼻子两边发红，常脱皮。指甲上出现白点。

③ 缺乏维生素 C：牙龈出血。

④ 缺乏 B 族维生素和维生素 C：口角发红、唇部开裂及脱皮。

⑤ 缺乏蛋白质、必需脂肪酸、微量元素、铁和锌等：指甲缺乏光泽、变薄、脆而易折断，头发干燥、易断、脱发或拔发时无痛感。

## 老年人营养不良对身体各器官系统有什么影响?

营养不良对老年人的器官变化和功能影响极大。在循环系统可引起心排血量下降、心动过缓、低血压;呼吸系统可出现膈肌萎缩、最大通气量和呼吸肌肌力下降;消化系统出现吸收障碍;泌尿系统出现肾小球滤过率下降;免疫系统功能下降,易发生感染,感染不易控制;易发生低体温综合征。营养不良老年人的应激水平下降,不能耐受急性疾病以及外科手术。生活中常说的"体弱多病"有可能是营养不良所致。

 ## 营养不良对老年人生活质量有什么影响?

营养不良可导致老年人抵抗力下降,伤口愈合延迟,疾病并发症增加,恢复时间延长,进而可能导致行动障碍、肌无力、跌倒、骨折风险增加、自理能力下降等。这些严重影响老年人的生活质量。并且,营养不良的住院老年人住院时间延长,住院费用增加,病死率增高。营养不良还可直接造成贫血,导致严重后果。

 ## 如何评估老年人营养不良?

对于老年人来说,营养监测是个人保健中一个重要的组成部分。提高对营养不良的认识,并懂得如何纠正是非常重要的。老年人营养评估主要从膳食情况(了解其饮食数量、质量和进食能力、咀嚼和吞咽功能等)、人体测量指标(身高、体重、体重指数、臂围、皮褶厚度等)、白蛋白等血生化指标、最近三个月体重下降情况、老年人的活动情况、最近有没有得重大疾病或出现什么心理问题等综合性营养评估方法(MNA、NRS2002 等)判断。

 ## 贫血对老年人健康有什么影响?

贫血可使免疫力低下,致机体抵抗力减弱,容易发生感染。贫血可使神经系统和肌肉缺氧,容易出现疲倦乏力、头晕耳鸣、神情淡漠、记忆力衰退、抑郁等症状和认知功能受损,体能和工作能力降低。老年人贫血容易对心脏产生不良影响,由于血红蛋白携氧能力减弱,心脏耐缺氧的能力下降,而老年人大多都有不同程度的心血管病基础,可出现心慌、心跳加速,使心脏负荷加重。严重时可导致心律失常、心脏扩大、心力衰竭。由于血红蛋白量减少,氧气的运送能力减弱,稍微活动或情绪激动可导致血液含氧量进一步降低和二氧化碳含量升高,出现气急、面色苍白、出冷汗等。

## 如何防治老年人贫血？

（1）增加食物摄入　贫血的老年人要增加食物摄入量，增加主食和各种副食品，保证能量、蛋白质、铁、维生素 $B_{12}$、叶酸的供给，提供造血的必需原料。

（2）调整膳食结构　一般来说，老年人膳食中动物性食物摄入减少，植物性食物中铁的利用率差，因此，贫血的老年人应注意适量增加瘦肉、禽类、鱼虾和动物肝的摄入。动物性食品是膳食中铁的良好来源，吸收利用率高，维生素 $B_{12}$ 含量丰富。新鲜的水果和绿叶蔬菜可提供丰富维生素 C 和叶酸，促进铁吸收和红细胞合成。吃饭前后不宜饮用浓茶，因为茶叶中鞣酸等物质对铁的吸收有干扰，导致合成红细胞减少而贫血。

（3）选择含铁的强化食物　如强化铁的酱油、强化铁的面粉等。国内外研究表明，食物强化是改善人群铁缺乏和缺铁性贫血最经济、有效的方法。

（4）适当使用营养素补充剂　当无法从膳食中获得充足的营养素时，可以有选择地使用营养素补充剂，如铁、B 族维生素、维生素 C 等。

（5）积极治疗原发病　许多贫血的老年人，除了膳食营养素摄入不足以外，还患有其他慢性疾病，这些慢性疾病也可导致贫血，因此，要治疗原发病。

 ## 如何预防老年人的营养不良与体重不足？

老年人营养不良的防治越早进行越好，并且方式可以多样化。合理的膳食是预防老年人营养不良的最好方法。以下方式有助于恢复良好的营养状况，老年人可以根据自身具体情况加以采用：

（1）保证充足的食物摄入，提高膳食质量　增加营养丰富、容易消化吸收的食物。选择食物时，更应注意保证奶类、瘦肉、禽类、鱼虾和大豆制品的摄入，按照饮食习惯烹制合口的膳食，如牙齿不好的老年人，应该选择较软易嚼烂的食物，以保证能量和优质蛋白质的摄入，使体重维持在正常范围。

（2）适当增加进餐次数　老年人由于胃肠功能减退，如果一次进食较多，食物不易消化吸收，可少食多餐，每天进餐 4～5 次，这样既可以保证需要的能量和营养素，又可以使食物得到充分吸收利用。对于已经出现营养不良或低体重的老年人，更应注意逐步增加食量，使消化系统有适应的过程。

（3）适当使用营养素补充剂　部分老年人由于生理功能的下降及疾病等因素不能从膳食中摄取足够的营养素，特别是维生素和矿物质，可适当使用营养素补充剂。

（4）及时治疗原发病　老年人中，支气管炎、肺气肿、肿瘤、心脑血管病、胃肠疾病等发病率增加，这些疾病容易导致营养不良，因此积极治疗原发病是改善营养状况的重要措施。

（5）定期称体重，监测营养不良　体重减轻是老年人营养不良的主要表现，若体重突然急剧下降可能是一些重大疾病发生的前兆，因此，应当经常称量体重。

（6）多做户外活动，维持健康体重　老年人的营养不仅与膳食有关，而且还与运动（户外活动、日光照射）密切相关。老年人适当多做户外活动能延缓机体功能衰退。

## 为什么老年人适当多做户外活动能延缓机体功能衰退？

老年人如果天天运动，并注意多做户外活动，则可延缓老年人体力、智力和各器官功能的衰退，这是因为：运动可以使心肌收缩加强，血液循环得到改善，肺活量扩大，血液含氧量增加，使全身各组织细胞得到充分的氧气；有利于促进食欲，保持大便通畅，防止便秘；能改善神经系统功能，减少紧张和忧虑，有利于睡眠。户外活动时空气新鲜，接受紫外光照射，有利于体内维生素 D 合成，预防或延迟骨质疏松的发生。

## 适合老年人的户外活动有哪些？

根据老年人的生理特点，老年人适合耐力性项目，如步行、慢跑、游泳、跳舞、太极拳、打乒乓球、打门球、保龄球等。

## 老年人运动的基本原则和注意事项是什么？

老年人运动时应遵守安全、全面、自然、适度的原则，同时要注意：①做好全面身体检查；②了解运动前后的脉搏；③锻炼要循序渐进；④活动环境要好。

## 不同疾病老年人饮食应该注意什么？

（1）老年肥胖症　均衡营养；以低热量食物为主；进食切忌过急，要细嚼慢咽；限脂肪、限糖、限酒及限盐，多食富含膳食纤维的食物（青菜、低糖水果等）。

（2）老年高血压　控制食盐摄入量，每天摄入盐量应少于 6 克，大约小汤匙每天总量半匙；饮食应限制脂肪摄入，少吃肥肉、动物内脏、油炸食品、糕点、甜食，多食新鲜蔬菜、水果、鱼、蘑菇、低脂奶制品等；戒烟，烟中含有尼古丁，能刺激心脏，使心跳加快，血管收缩，血压升高；限酒，大量饮酒，尤其是烈性酒，可使血压升高，有些老年人即使饮酒后当时血压不高，但过后几天仍可呈现血压高于平常。

（3）老年冠心病　少吃动物脂肪和胆固醇含量高的食物，如蛋黄、鱼子、动物内脏等。少吃肉，多吃鱼和豆制品，多吃蔬菜和水果。节制饭量，控制体重，切忌暴饮暴食。暴饮暴食可使血脂、血黏稠度突然增高，并增加心脏负担，尤其注意晚饭不宜吃得过饱；限制食盐的摄入，保证每日以 6 克以下为宜；具有吸烟和饮酒习惯的患者也要注意戒烟，限酒。

（4）老年甲状腺功能亢进症（甲亢） 高热量、高蛋白、高维生素、忌碘；可增加餐次；忌用含碘食物如海鲜、海带、紫菜、加碘食盐等。

（5）老年肺结核 食品多样化，肺结核患者多由于营养不良引起，而任何一种食物都不可能包含所有的营养素，只有食品多样化，才能充分、全面地补充人体所需营养，才更有利于身体健康。补充含铁的食物，肺结核患者往往会伴有咯血，甚至可能出现贫血，故应注意多吃一些肝、动物血、绿叶蔬菜等富含铁的食物。多吃富含维生素的食品，维生素 C 能增加机体抵抗力，B 族维生素可促进机体代谢过程，维生素 A 能增强上皮细胞抵抗力，维生素 D 可帮助钙的吸收，故应多吃蔬菜、水果和含维生素 A、维生素 D 丰富的食物，必要时可服用鱼肝油。增加饮食中钙、磷的含量，促进病灶愈合，多食乳制品和海产品，如牛奶、新鲜的无糖酸奶、海带、海虾等，可选用骨粉，以补充钙、磷。患有结核病的患者应选用丰富的优质蛋白质，以补充因组织破坏而造成的蛋白质的损失。由于结核病患者的蛋白质消耗较多，而蛋白质又是供给细胞生长、修补以及制造抗体的来源，因此供给应充足，一般以每日每千克体重 1.5～2.0 克为宜，其中优质蛋白质最好达 1/2，可选用肉类、家禽、鱼类、蛋类、豆类及其制品等。牛乳除酪蛋白含量丰富，还含有较多的钙，也是结核病患者较理想的食品。不宜食用过多的脂肪，过多的脂肪会增加消化系统的负担，特别是肝脏的负担，从而影响食欲。有消化功能障碍者，更应限制脂肪的摄入。一般脂肪供给量每日每千克体重不得超过 1 克，且以植物油为佳。

（6）老年慢性肾炎 适宜优质低蛋白、低盐、高热量、富含维生素饮食，纠正代谢异常，防止蛋白质进一步分解而加重肾脏负担；血钾高时忌用含钾量高的食物，如橙子、桃子、西瓜、蘑菇等；忌用酒精类饮料和刺激性强的食物。

（7）老年糖尿病 糖尿病患者控制饮食并不是单纯控糖，而应该控制总热量摄入，同时均衡营养摄入。应该遵循以下原则：合理控制总热量摄入；平衡膳食，各种营养物质摄入均衡；制订饮食计划，称重饮食，定时定量进餐；少量多餐，每日应进 3～6 餐。

 ## 老年人不爱吃怎么办？

老年人味觉功能退化，经常没胃口，导致吃不下、吃不香。中国营养学会建议，老年人能量摄入量以每天 1800～2000 千卡为宜，吃得少就无法保证充足的营养。食欲缺乏的老年人，要增加锌的摄取，多吃瘦肉、鱼、蛋、豆制品、核桃等。锌参与味觉素的合成，能增强味蕾功能。味蕾对汤类食物比对固体类食物敏感，可适当喝些菜汤，多吃蛋羹等。

## 老年人吃不下怎么办？

老年人吃不下时，进餐应以流质（如牛奶、豆浆）、半流质（如稀饭、面条）、软食（如发糕、馒头、软米饭）为主。食物宜软而烂，多采用熬、炖、煮、烩、蒸、烧、焖等方法。菜尽可能切碎，水果可榨汁食用。粥是牙齿不好的老年人的首选。此外，要少吃多餐。老年人要养成细嚼慢咽的饮食习惯，切勿囫囵吞枣。

## 老年人偏食怎么办？

许多老年人存在偏食的问题，要么吃肉多吃素菜少，要么"养生过度"，认为吃粗粮好就顿顿粗粮，导致营养失衡。其实，合理的饮食应该是粗细搭配，荤素均衡：每天谷类食物 300～500 克，蔬菜 400～500 克，水果 100～200 克，鱼、禽、肉、蛋等150～200 克。粗粮比重不宜太大，尽量在白天吃，以免影响消化。如果晚上吃粗粮就要粗粮细做，比如熬粥喝。建议少吃红肉，如牛肉、羊肉等，多吃白肉，如鸡肉、鱼等。

## 怎么治疗老年人营养不良？

对于营养不良和存在营养不良风险的老年人群，在控制营养不良诱因的同时，进行合理的营养支持是主要的治疗措施。这就要求老年人必须在专科医师的指导下进行恰当有效的肠内营养和肠外营养治疗。

# 第六节　老年衰弱综合征

## 什么是老年综合征？

高龄老年人是一个身体脆弱，易于患病和卧床的高危群体，常以各种症状为主诉，这些症状并非单一原因，而是多种因素所致，包括谵妄、跌倒、衰弱、肌少症、尿失禁、痴呆、抑郁、疼痛、失眠、帕金森综合征、多重用药、压疮、骨质疏松、老年便秘与便失禁、营养不良。老年综合征就是指老年人由多种疾病或多种原因导致的相同的临床症候群，且不能确定其发病部位，也无法用一个传统的病名概括，需要多方面评估才能真正解决老年人的健康问题。

# 什么是老年衰弱综合征？

衰弱是一种常见的重要老年综合征，是指一组由机体退行性改变和多种慢性疾病引起的机体易损性增加的临床综合征。表现为机体的脆弱性增加，维持稳态的能力下降，面对各种应激时，发病和死亡的风险增加。其核心特点是多个生理系统（神经肌肉、代谢及免疫系统等）的储备功能下降。

与青壮年的亚健康状态不同，老年人衰弱往往是一系列慢性疾病、一次急性事件或严重疾病的后果。高龄、跌倒、疼痛、营养不良、肌少症、多病共存、多重用药、活动功能下降、睡眠障碍、焦虑抑郁等均与衰弱相关。也有部分老年人没有特异性疾病，但感到疲劳、衰弱和消瘦，也归于衰弱综合征的范畴。

 # 老年衰弱综合征的流行病学现状怎么样？

老年衰弱综合征在国内调查报告较少。根据国外资料，即使排除合并急慢性疾病的老年人，65 岁以上的人群中患病率达 11.0%～14.9%，80 岁以上老年人中，衰弱综合征的比例高达 29.0%～40.0%，并且其患病率随年龄增长而增加，女性患病率高于男性。衰弱严重影响老年人的功能和生命质量，对健康预期寿命构成重大威胁。衰弱的程度不同且存在个体差异，其严重程度处于变化中，可转好也可变差。

 # 衰弱与虚弱概念有什么区别？

衰弱是特指的重要的老年综合征；而虚弱是泛指。衰弱有特定的诊断标准；虚弱是指 75 岁以上，有心身疾病，入住医疗养老机构，日常生活能力受损。二者的预后方面，衰弱可发生于跌倒等临床事件，虚弱则不一定发生。

 # 老年衰弱综合征有哪些危害？

衰弱综合征的老年人发生多种不良健康事件的风险高，包括失能、跌倒、急性疾病、恢复缓慢甚至死亡等。衰弱老年人会因较小的应激如感染、服用新药、跌倒、便秘或尿潴留等而使身体健康较之前恶化。衰弱也可能表现症状不明显，除非积极主动地识别诊断。许多老年人常由于将注意力放在特定疾病（如糖尿病或心力衰竭）上而忽视了衰弱。也有些衰弱老年人，并没有意识到要去寻求基本的医疗或当地权威机构的治疗，直到行动不便、卧床不起或由于很微小的刺激而出现谵妄。对于衰弱的老年人，以个体为中心的，目标驱动的综合治疗途径可减少不良后果，减少住院率。

# 什么原因导致老年衰弱综合征？

最近有研究结果表明，衰弱综合征与阿尔茨海默病、认知功能障碍有关；有研究者认为，肥胖、厌食、吸烟及抑郁可能是老年衰弱综合征的始动因素；有人指出，衰弱综合征除了与急性疾病和住院的部分因素外，还与躯体的组成、炎性因子和并存疾病有关。总之，老年衰弱综合征是由于老年人身体多系统生理储备减少和失调使机体脆弱性增加，维持自稳能力降低的一种可识别的临床状态或综合征。它涉及多方面、多学科理论，是生理、心理和社会环境共同作用的结果。

 # 哪些疾病与老年衰弱综合征有关？

虽然老年衰弱综合征的概念与老年人共患疾病的不同，但躯体上的共患病和衰弱综合征有着密切联系。很多疾病会影响老年人的衰弱综合征，主要包括：①厌食、味觉下降和体重减轻；②骨骼肌减少症；③骨质疏松；④关节炎特别是骨关节炎；⑤动脉粥样硬化；⑥认知功能受损；⑦抑郁。体重减轻与骨骼肌减少症是老年衰弱综合征发病的核心因素。老年衰弱综合征还可能与糖尿病、疼痛、贫血、抑郁和髋骨骨折等有关。

 # 怎么进行老年衰弱综合征的评估和诊断？

Fried博士2001年首先提出通过表型定义衰弱，并制定了5条诊断标准：①不明原因体重下降；②疲劳感；③无力（握力测试）；④行走速度下降（步速测试）；⑤躯体活动降低。具有以上5条中的3条或以上即为衰弱，具有其中1~2条提示衰弱前期。目前被广泛应用。

国际老年营养和保健学会关于衰弱的评估和诊断标准：①疲劳感，上周多数时间感到做每件事都很费力；②阻力感，上一层楼梯即感困难；③自由活动下降，不能行走一个街区；④多种疾病共存（＞5个）；⑤体重减轻，1年内体重下降＞5％。符合3项或以上即为衰弱。

 # 怎么评定衰弱等级？

（1）非常舒适　健康、充满活力、精力充沛、动机明确、适应力强。这些人通常运动规律，是同年龄群体中的最适应人群。

（2）良好　无活动性疾病，但舒适度差于分类1。

（3）控制良好　伴有需要治疗的疾病——相比分类4，疾病症状控制良好。

（4）易受伤害　尽管无明显依赖，但这些人通常抱怨"行动变得缓慢"或有疾病症状。

（5）轻度衰弱　日常生活中工具使用能力部分依赖。

（6）中度衰弱　日常生活中工具使用能力和非工具依赖性活动都需要辅助。

（7）重度衰弱　日常生活活动完全依赖他人，或者疾病晚期。

 ## 怎么治疗老年衰弱综合征？

目前，衰弱的治疗尚处于探索阶段，针对性干预衰弱的研究数据还很少。坚持锻炼是防治衰弱的一项重要措施。以下是学者提出的可能有效的治疗方法：

（1）基础疾病的治疗　关注那些潜在的、未控制的、终末期疾病继发的衰弱，积极治疗基础疾病，如：心力衰竭、糖尿病、慢性感染、恶性肿瘤、抑郁和痴呆等。

（2）去除诱因　即使无基础疾病，也要去除可纠正的因素，如：药物、住院、手术、其他应激。

（3）营养支持　营养干预可以改善衰弱老人的营养不良和体重减轻，减少并发症。补充蛋白质可以增加肌容量，改善肌力。另外，还可以补充维生素 D，减少跌倒和骨折发生。

（4）康复护理　衰弱是老年综合征的核心，制订衰弱患者的专业康复护理计划是预防不良事件非常有效的方法。减轻体重和锻炼可改善老年肥胖人群的衰弱综合征。适量进行太极拳运动对防治衰弱有效，对预防跌倒也有积极的效果。有针对性地对柔韧性、平衡、力量和移动速度进行锻炼，可以减少躯体衰弱，包括抗阻力运动、耐力运动与有氧运动，这是预防及治疗衰弱综合征较为有效的措施。衰弱前期和早期患者是失能预防的最大获益人群。

（5）药物治疗　衰弱的药物治疗是今后研究的重点。正在研究中的药物有：激素类似物、性激素受体调节剂、血管紧张素转化酶抑制药（ACEI）、中药、维生素 E、维生素 D、类胡萝卜素、硒、多不饱和脂肪酸、脱氢表雄酮（DEHA）等。研究表明，防治肌少症可能有利，但不能改善衰弱的致残率。老年人需要在专科医师的指导下，根据每位患者的具体情况，权衡利弊，谨慎使用。

 ## 怎么预防老年衰弱综合征？

衰弱综合征的老年人好比"纸糊的船"，外面看起来似乎没有什么问题，但经受各种应激（如感染、手术、急性疾病）的能力很差，一个风吹草动即可能推倒第一张多米诺骨牌，产生一系列不良事件。所以，预防衰弱已经刻不容缓。如果老年人出现不明原因的体重下降（在没有主动节食、接受手术或发现糖尿病、甲状腺功能异常的情况下），伴明显乏力、活动能力下降，尤其是发现老年人情绪低落、兴趣减退时，应当警惕。一方面，应当到医院做一些常规的检查，排查器质性疾病（如肿瘤）；另一方面，要筛查是否存在衰弱及抑郁情绪。

尽早识别导致老年衰弱综合征的可逆性因素（如抑郁、营养不良），通过老年综合评估，进行多学科团队干预（包括制定营养和运动方案、治疗抑郁和睡眠障碍、合理补充维生素 $D_3$ 等），衰弱能得到不同程度的纠正。

老年衰弱综合征的最佳预防策略包括：积极的生活方式；科学的饮食；适量、

规律的运动；良好的心态；有效控制慢性病和老年综合征。

# 第七节 老年人肌少症

 ## 什么是肌少症？

肌少症又称骨骼肌减少症或少肌症，是一种新的老年综合征，指增龄引起的渐进性和普遍性的骨骼肌容积丢失、力量下降伴随躯体失能、生活质量下降和死亡等不良事件风险增加的综合征。肌少症的发病机制呈复杂重叠性，涉及中枢和外周神经系统退化、运动、激素、营养以及免疫功能等多种因素。整体而言，60～70岁人群肌少症的患病率在5%～13%，80岁以上人群的患病率在11%～50%。目前，全世界肌少症患者约为50万，预计2050年将达到或超过200万。

 ## 肌少症的发病因素有哪些？

肌少症是增龄性疾患，即随年龄增大肌肉退化是一个自然过程。此外，某些继发性的因素如久卧、营养不良等也是肌少症的发病原因。研究表明，30岁以后，肌量每10年损失3%～8%，50岁时肌量和肌力已经显著下降，随增龄这一速度还会加快。肌少症的发生同时包括肌纤维体积的萎缩和数量的减少，老年人身体活动功能减退，几乎没有高强度活动，因此，肌少症以肌肉纤维衰减为主。同时肌力量、耐受能力、代谢能力也下降，肌纤维间结缔组织和脂肪成分增加，最终导致肌少症的发生。总结起来，肌少症与以下因素有关：

① 增龄相关的激素水平变化，睾酮、雌激素、生长激素等水平下降；

② 营养不良和维生素D缺乏；

③ 老年相关疾病如脑梗死、心力衰竭与骨关节炎等导致活动受限，肌肉废用性萎缩；

④ 炎症和免疫因素导致某些不利于肌肉的细胞因子（如肿瘤坏死因子、白介素等）增加；

⑤ 肌肉成分变化、质量下降，肌肉中的快速纤维（Ⅰ型纤维）下降，以慢纤维（Ⅱ型纤维）为主。

 ## 肌少症是怎么分期的？

2010年欧洲老年肌少症工作组将肌少症分为3期：肌少症前期、肌少症和重度肌少症。其中，肌少症前期包括肌量减少，再加肌力减弱或者活动能力减退；重度肌少症同时具备肌量减少、肌力减弱以及活动能力减退。此种分期对临床设定治疗目标以及选择适宜的治疗方法能提供一定的帮助。

## 肌少症对老年人健康有哪些危害呢？

① 引起功能障碍和失能，造成老年人尊严和自信的缺失以及生活质量的下降；

② 罹患骨质疏松、骨折以及骨关节炎的风险明显升高；

③ 与跌倒、衰弱等老年综合征密切相关，增加了老年人残疾发生率和疾病病死率；

④ 通过降低基础代谢率而引起 2 型糖尿病、胰岛素抵抗、肥胖、血脂异常和高血压等；

⑤ 老年人的肌量减少往往意味着机体虚弱、活动能力和自理能力下降，跌倒和骨折的风险增加；

⑥ 老年人盆底肌群肌无力，导致尿失禁，尿路感染的风险增加；

⑦ 呼吸肌功能障碍会增加呼吸衰竭和吸入性肺炎的风险；

⑧ 咀嚼肌力下降和吞咽功能障碍，导致营养不良；

⑨ 老年人容易发生感染、糖代谢异常等多方面的并发疾病。

## 老年人怎么评估是否存在肌少症？

肌少症的评估包括骨骼肌质量、骨骼肌力量及骨骼肌功能。亚洲肌少症工作组（AWGS）2014 年提出的肌少症诊断标准：①步速，0.8 米/秒；②握力（优势手），男性<26 千克，女性<18 千克；③四肢肌肉指数 SMI（骨骼肌量/身高$^2$），男<7.0 千克/米$^2$，女<5.7 千克/米$^2$。

## 肌少症的防治措施有哪些？

肌少症越早干预越好，增强个体肌肉质量及肌肉力量，应该在中青年时期即开始做好肌肉储备。"人到中年，存钱不如存肌肉！"良好的肌肉储备将是一个人步入老年后的一笔巨大财富。肌肉储备不一定让老年人活得更长，但能让老年人的生活品质、躯体功能更好。肌肉强壮的老人 70 岁时仍然可以精神饱满，生活自理，不依赖人，这样才是老人的福气。另一方面，从功能的角度看，如果是残障、失能，即使活到 100 岁，但其中有 20 年是卧床、不能出门或者需要他人照料的状态，这种生活品质也是不能让人满意的。

肌少症的防治措施包括：运动疗法、营养疗法、药物治疗。

（1）运动疗法　生命在于运动，运动是获得和保持肌量与肌肉力量最为有效的手段之一。中国营养学会老年营养分会专家共识推荐，以阻抗运动为基础的运动，包括坐位抬腿、静力靠墙蹲、举哑铃、拉弹力带等，能有效改善肌肉力量及功能。老年人运动方式的选择需要因人而异，因地制宜。分别采用主动运动和被动活动，肌肉训练与康复相结合的手段，达到增加肌量和肌力、改善运动能力和平衡能力、减少骨折的目的。

（2）营养疗法　老年人维生素 D 不足和缺乏普遍存在，在不能经常户外活动的老年人中更是如此。因此，在老年人群中，筛查维生素 D 缺乏的个体，充足的维生素 D 补充能够有效降低老年人跌倒的风险，推荐剂量为每日维生素 D 800～1200 国际单位，并建议老年人在日常生活中要保持平衡膳食和充足营养。对于老年人蛋白质多少才够？1.02 克/（千克·天）的蛋白质才能维持老年人机体的正氮平衡；而要维持肌肉质量和肌力，老年人需要更多的蛋白，1.2 克/（千克·天）是比较理想的补充量。如果一定要在碳水化合物、脂肪和蛋白质当中排一个次序，那么对于老年人群，蛋白质的重要性要放到第一位。如果饮食中的营养不足，或存在其他过度消耗的因素时，必须考虑蛋白质或氨基酸的营养补充治疗。充足的亮氨酸供给能增强肌肉的合成代谢。乳清蛋白中亮氨酸含量相对较高，对于特定人群，适当补充乳清蛋白是一个不错的选择。

（3）药物治疗　目前还缺少以肌少症为适应证的药物，临床上用于其他疾病治疗的部分药物可能使肌肉获益，进而推测可能用于肌少症。其中包括合成类激素、活性维生素 D、β-肾上腺能受体阻滞药和血管紧张素转换酶抑制药等。

# 第八节　老年人听力下降

在老年群体中约 70% 的人有不同程度的听力问题，由于听力障碍不像心脏病、高血压、糖尿病、肿瘤等直接危害生命，所以常常被人们忽视，但在日常生活中它对人际交往、心理健康、家庭关系、生活质量却有极大的影响。

 **老年人听力下降的原因是什么？**

（1）自然衰老导致听力下降　众所周知，年龄的增长对听觉器官的功能有一定程度的影响。听觉器官老化是一种自然生理现象，主要由于耳蜗基底膜增厚、变硬，耳蜗毛细胞及听神经并无明显缺失。听力损失发生率随年龄增长呈进行性上升，70 岁时维持一个常数，不再变化。

（2）噪声因素　暴震声和长时间的噪声接触，均能导致听力下降和耳鸣产生。长期工作在高强度噪声环境中的人，比如拖拉机和汽车以及各类设备的操作人员等等都是噪声的受害者，要注意噪声防护，如减少噪声源或佩戴防护耳罩、耳塞等。

（3）全身性疾病因素　包括自主神经紊乱、脑供血缺乏、脑卒中前期、高血压、低血压、贫血、糖尿病、营养不良、自身免疫性疾病。

（4）心理精神因素　突然强烈的刺激可促使耳鸣发生。情绪或精神紧张、情绪低落、忧郁、情绪波动、过度疲劳等均可以加重耳鸣，而耳鸣本身又可使患者出现不良的情绪和心理状态，相互影响，出现恶性循环。因此，适当调整工作节奏，保持轻松、愉快等良好的情绪和心理状态，转移对耳鸣的注意力，可减轻或缓解耳鸣。

（5）毒性药物因素　过量使用了对耳有毒性作用的药物如庆大霉素、链霉素或卡那霉素等，也可出现耳鸣和听力下降，且耳鸣比听力下降出现得早。

（6）不良生活习惯　食用高胆固醇及高盐饮食，可引起或加重耳鸣；某些食物过敏使机体产生变态反应而致耳鸣；减肥食品可使耳鸣症状加重，但也有少数可使耳鸣缓解；饮用浓茶、含咖啡因的饮料、饮酒均可加重耳鸣。此外，过度吸烟也会引起或加重耳鸣。

# 老年人听力下降有哪些危害？

随着年龄的增长，特别是 50 岁以后，人体各个脏腑器官都开始有不同程度的衰老。耳蜗基底膜、听觉细胞和听神经开始老化、萎缩。65～75 岁的老年人中，耳聋发病率可高达 60％左右。老年人听力下降不仅影响生活质量，对于性格也会造成影响。听力障碍会使人失去安全感，易封闭自我，变得孤独、多疑，易诱发老年痴呆。因此，如果听力出了问题，必须引起老年人和家人的充分重视。因而，预防以及减缓听力下降成为老年人保健的重要环节。

# 怎样预防听力下降？

（1）避免噪声　老年人倘若长时间接触机器轰鸣、车辆喧闹、人声喧哗等各种噪声，会使原本开始衰退的听觉更容易疲劳，导致内耳的微细血管常处于痉挛状态，内耳供血减少，听力急剧减退，甚至引发噪声性聋。因此，尽量避免或减少噪声的干扰，是老年人保护听力的首要一条。

（2）忌挖掏　经常掏挖耳朵，容易碰伤耳道，引起感染、发炎，还可能破坏耳膜。耳道奇痒难受时，可以用棉签蘸少许耳道清洁液轻擦耳道，亦可内服 B 族维生素、维生素 C 和鱼肝油。

（3）有规律的生活　长时间睡眠不足、精神压力过大、情绪波动不稳定，这些都可能引起听力损伤。

（4）慎用药　应尽量避免应用耳毒性药物，如庆大霉素、链霉素、卡那霉素、新霉素等，因为老年人解毒排泄功能低，应用这些药物容易引起耳中毒而损害听力。平时可以使用耳道清洁液，养成护理耳朵的好习惯。

（5）常按摩　按摩耳朵可起到补肾益气、提高听力的作用。

　　(6)保持良好心境　老年人如经常处于急躁、恼怒的状态中，会导致体内自主神经失去正常的调节功能，使内耳器官发生缺血、水肿和听觉神经营养障碍，可能出现听力锐减或发生耳聋。所以老年人应尽量使自己保持轻松愉快的心情。

　　(7)多补肾　中医认为，肾开窍于耳，听力的衰退与肾虚有着密切的关系。故老年人要多服用一些补肾的药物，加六味地黄丸、金匮肾气丸、龟龄丸等。常吃核桃粥、芝麻粥、花生粥、猪腰粥等食物，对保护听力颇有益处。

## 护 耳 操

第一式：辨微音

选择一个安静的地方，端坐椅子上，双手自然放在两侧大腿上。全身放松，双眼闭合，用耳朵去聆听周围的细小声音。刚开始会觉得四周安静无声，练习久后感觉能听到心跳甚至血液流动的声音，以及周围一些细微的声音。每次练习2分钟。

第二式：击高骨

练习时两手掌心紧按两耳孔，两手的示指、中指和环指分别轻轻敲击脑后高骨(后脑部骨突出处，即枕骨最高处)60下，每天17～19时为肾气充盛之时，练习效果最好。

第三式：提耳尖

拇指、示指夹捏双耳尖(耳郭最高点)向上提、揪，反复15～20次，感到耳朵发热、发红为宜。

第四式：摩耳轮

双手握空拳，以拇指、示指沿耳轮上下来回推摩，直至耳轮充血发热，每次练习约1分钟。

第五式：捏耳垂

用拇指和示指分别揉捏双耳垂2分钟左右，力度要稍重，感觉微痛为宜。

第六式：抖耳道

先用右手示指插入右侧耳道内，上下快速抖动30次，然后用左手示指插入左侧耳道内，上下快速抖动30次。抖动耳道具有通经络、开耳窍、益肾气等多种保健功效。

第七式：擦耳郭

用双手掌先由后向前擦耳郭，再由前向后摩擦耳郭。如此反复30次。

第八式：压耳屏

坐定，双手搓掌心20次，掌心发热后，屏住呼吸，用双手示指向内按压耳屏，使之闭住耳孔，如此反复5次。有助于改善老年人耳鸣、耳背、误听等症状。需要注意，压耳屏时不能呼吸。

　　第九式：敲耳背

　　耳背分布有约 60 个穴位，用示指敲打耳背，每次 24 下，每日 2 次。

　　第十式：刺翳风

　　耳后有一个称为翳风的重要穴位(下颌骨后面的凹陷处)，用拇指指尖点刺时，会有一种酸胀感传到舌根。指尖点刺翳风，力度以感觉酸胀为宜，每次 1~3 分钟，每日 1 次。

# 预防听力下降的食物有哪些？

　　(1) 补铁　铁元素的补充，能有效地预防和延缓老年人耳鸣、耳聋的发生。45 岁以上的人群，要注重铁的补充。含铁丰富的食品主要有紫菜、虾皮、海蜇皮、黑木耳、黑豆、黑芝麻、香菜、黄花菜等。

> **推荐膳食**
>
> 　　【材料】黑木耳 40 克，大枣 5 枚，粳米 100 克。
>
> 　　【做法】将黑木耳用温水泡发，洗净，切成细丝；大枣去核，切细；粳米淘净。三者一同放入砂锅内，加水适量，煮成粥。
>
> 　　【用法】每周吃 3 次，长期坚持，有显而易见的效果。

　　(2) 补锌　锌虽然在体内含量很小，但其作用很大。研究表明，患有耳鸣、耳聋的老年人中近 1/3 缺锌。45 岁以上的人群每天要保证摄入 15 毫克锌，这样才能维持体内锌元素的平衡。含锌丰富的食物有动物肝脏、粗粮、坚果、蛋类、海参、牡蛎等。

> **推荐膳食**
>
> 　　【材料】海参 15 克，黑豆 30 克，猪骨 100 克，生姜、葱花、味精适量。
>
> 　　【做法】海参发好，切成条状；黑豆洗净；猪骨洗净，砍成小段，一同放入砂锅内煮 2 小时。待快熟时放入生姜、葱花、味精，调味即成。
>
> 　　【用法】一周食用 2 次即可，能收到很好的效果。

　　(3) 补充维生素　维生素 C、维生素 E 可促进氧气的利用，改善末梢的血流量，能起到保护内耳的作用。这些元素主要含于各种绿色蔬菜和柑橘、核桃、花生中，只要平时常吃就行。维生素 D 能促进人体对钙的吸收，医学研究发现，很多老年人患耳鸣、耳聋，与钙的缺乏有密切关系。这类维生素主要含于动物肝脏、蛋类、蘑菇、银耳中。β-胡萝卜素是一种类胡萝卜素，也是橘黄色脂溶性化合物，它是自然界中最普遍存在也是最稳定的天然色素。β-胡萝卜素是一种抗氧化剂，具有解毒作用，是维护人体健康不可缺少的营养素，在抗癌、预防心血管疾病、白内障及抗氧化上有显著的功能，并可防止老化和衰老引起的多种退化性疾病。

**推荐膳食**

【材料】胡萝卜 500 克，白糖 50 克，清水 500 克。

【做法】将胡萝卜洗净，切碎，放入钢精锅内，加入水，上火煮沸约 20 分钟。用纱布过滤去渣，加入白糖，调匀，即可饮用。

【用法】日服数次即可。

# 老年人怎样佩戴助听器？

助听器有两个作用：第一，提高和改善听的能力；第二，保护残余听觉功能。坚持佩戴助听器可有效地防止听觉功能快速下降。

（1）到专业机构进行验配　老年人佩戴助听器前需到专业的助听器验配中心进行验配。"验配"是指在助听器专业技术人员的指导下选择适合自己听力状况的助听器。每个人的听力损失千差万别，即使性质或程度相同，每个人的生活习惯和对助听器声音的感受也不一样。并且助听器本身也差别很大，每一类、每一款等都有自己的特性。

另外，混合性聋、神经性聋的老年人对声音的分辨力较差，除需使用高清晰度及佩戴特殊电路的助听器外，还需要一定的训练过程。因此，进行专业的助听器验配才能使老年人尽快适应助听器。

（2）区分辨别声音　老年人刚开始佩戴助听器的最初几周，不要在超市等嘈杂的公共场使用。使用助听器前，老年人一直处于安静环境中，一旦戴上，周围的声音突然放大会不适应。因此要学会集中精力，听周围人讲话，区分背景噪声。可在安静的环境中，根据助听器的频率范围，由低到高调，仔细地倾听周围单音调的声音，如敲门声、走步声、拉抽屉声、门铃声、敲击锅碗声、汽车鸣笛声等。

（3）音量逐渐增大　老年人刚佩戴助听器不可将声音调到太大。助听器能放大所有声音，听力下降的老年人长期生活在"安静的环境"中，突然听到外界的各种声音会很不适应，产生厌烦情绪，甚至产生抗拒心理。因此，老年人初期佩戴助听器音量应适度调小,待习惯后再逐渐增大。

(4) 时间由短到长　老年人佩戴助听器有一定的适应期。初期佩戴助听器所听到的声音和原有听力听到的声音存在差异,因此,老年人佩戴助听器需要1～3个月的适应期。适应期内助听器佩戴时间不宜过长,每次几分钟即可,待习惯后再逐渐延长时间。

(5) 自己逐步调整训练　许多老年人刚佩戴助听器时,由于长时间听力下降,语言功能也会受到影响,比如说话声音很大声。因此,佩戴助听器的老年人每天应通过朗读练习,掌控自身发音强度,使之调整到适当的音量。佩戴助听器与家人、朋友交谈时,说话慢一点,语句简单些,避免过度疲劳。

(6) 坚持佩戴助听器　许多老年人由于刚开始佩戴助听器时不适应,因此拒绝继续佩戴助听器。等到听不清楚,又把助听器拿出来用,觉得不舒服又搁置起来,因此形成了恶性循环,导致无法适应助听器,严重的甚至导致听力下降。其实,佩戴助听器最关键的是要坚持。只有这样,才能真正改善听力退化导致的各种问题。

(7) 双耳佩戴助听器　有必要的情况下,老年人最好选择双耳佩戴助听器。双耳佩戴助听器的好处较多:第一,有立体声效应,有利于声源定向;第二,有消除头影的作用,减少头部对声源方向高频声音的障碍,有利于听取高频声音;第三,有心理声学效应,在音量相同的情况下,感觉双耳佩戴助听器比单耳佩戴助听器声音大;第四,有静噪作用,在噪声环境下,双耳佩戴助比单耳佩戴助选择听取能力强,言语识别率高;第五,双耳佩戴,使声音传到两侧大脑半球,可有效避免迟发的听觉剥夺效应。

(8) 尝试佩戴助听器打电话　使用电话时尝试用助听器,可先听一些录好的资料,如天气预报。这种练习可能对老年人是有用的。如果使用助听器的麦克风听电话,则要使电话听筒对着助听器的麦克风。耳背式助听器的麦克风位于助听器的顶端,故只需把电话听筒拿高一点。如果是耳内式助听器,电话听筒放在正常位置即可,但不要太靠近助听器,否则会引起啸叫。

 ## 如何保养助听器?

助听器是一种微型、精致的电声放大器,倘若使用、保养不当,很容易损坏。以下几点应引起重视:

① 避免放置在潮湿或高温处,不宜暴晒,否则会缩短使用寿命。

② 不要与坚硬的物体碰撞。

③ 临睡时或较长时间不戴用助听器时,应当把电池取出,以免不必要的耗电,或电池液体流出而损坏内部元件。

④ 耳机的导线较细,不可随意牵拉或扭曲。

⑤ 要保持耳塞清洁。

⑥ 盒式助听器应该放在上衣口袋中,使用时应先打开开关,后调声调,调试

到听近距离谈话声较清楚时即可。

⑦ 助听器发生啸叫声时，应关掉开关，然后再打开，重新调节。

# 第九节　老年人视力下降

 ## 老年人视力下降是正常衰老的结果吗？

随着年龄的增长，很多老年人的视力都会出现不同程度的下降。年老眼花似乎是常见现象，几乎所有的老年人都会觉得看不清东西是很正常的。然而，除了老花眼外，白内障、眼底病、青光眼等眼科疾病，糖尿病、慢性肾炎、高血压、动脉粥样硬化等全身性疾病，也会对人的视力造成不良影响。

衰老引起视力逐渐下降是正常的生理现象，但这是一个缓慢的过程。如果老年人出现短时间内视力急剧下降则是不好的征兆，通常是由某些疾病所致，如不及时治疗，很容易导致失明。所以不能把所有的视力下降都当作正常衰老的结果，应及时到医院检查治疗，以免耽误病情。

 ## 老年人视力下降的原因有哪些？

不少老年人会发现，随着年龄的增长，视力开始衰退。造成老年人视力下降的原因，除了眼部器官的自然老化，还有可能是一些疾病引起的，如老年性白内障、青光眼、老年性黄斑变性、糖尿病并发症等。

 ## 什么是老年性白内障？

老年性白内障又称为年龄相关性白内障，即到了一定年龄以后，眼内的透明晶状体变混浊而影响视力。

 ## 引起老年性白内障的原因有哪些？

（1）营养素代谢　维生素和微量元素缺乏与白内障形成有关，如钙、磷、维生素 E、维生素 A、维生素 $B_2$ 等。

（2）阳光与紫外线　在紫外线影响下，磷离子可能与衰老的晶状体中的钙离子结合，形成不可溶解的磷酸钙，从而导致晶状体的硬化与钙化。同时紫外线还影响晶状体的氧化还原过程，促使晶状体蛋白变性，引起白内障。

（3）外界的温度　国外学者普查在高温下工作的 60 岁以上的工人白内障的发病率明显增高。

（4）缺氧　在缺氧的情况下，可使晶状体内钠、钙增加，钾、维生素 C 相应减少，而乳酸增多，促使白内障的形成。

（5）内分泌　内分泌紊乱可以促使白内障的产生。糖尿病患者发生白内障较一般人高。

（6）硬化脱水　人体在发生脱水的情况下，体内液体代谢紊乱，就会产生一些异常物质，损害晶状体。

 # 老年性白内障有哪些临床表现？

① 白内障刚开始的时候没有任何的征兆，只是有时眼前会出现固定性的黑点。

② 出现白内障时主要症状是视力减退和视物模糊，并出现逐渐加重的视力下降问题。

③ 阅读或看电视时很容易出现眼疲劳，而且视野中的物体出现变形或扭曲的情况；看到的事物可能会有眩光感或视物呈双影，这种情况尤其是在白天更明显。

④ 随着眼晶状体混浊程度的加重，眼部视力也逐渐下降甚至丧失，白内障比较严重时会出现视物模糊，怕光、看物体颜色较暗或呈黄色等情况，这样的情况如果没有得到很好的治疗，任其发展，最后即会导致视力逐渐降低，甚至失明。

 # 怎么治疗老年性白内障？

当白内障致视力下降到低于 0.3 时即可考虑手术。若拖延不做手术，会因为白内障膨胀，继发急性青光眼发作，引起头痛、眼痛。而且过熟的白内障还会诱发眼内发炎、视网膜脱离等并发症，同时白内障成熟后手术的难度和手术风险也明显增加。

现代医学的白内障手术已经比较安全有效。如果不存在眼底病变，多数患者在接受白内障超声乳化联合人工晶体植入术后，都可以恢复理想的视力。白内障手术后不会复发，但有少数患者在手术后可出现后囊膜混浊，即称为后发障，影响视力时在门诊激光治疗即可，但随着白内障手术技术的进步，后发障的发生率已明显降低。

 # 老年人怎样预防白内障？

（1）避免过度视力疲劳　注意正确的用眼姿势，距离、光源是否充足等。每用眼 1 小时左右，让眼放松一下，如闭目养神、走动、望天空或远方等，使眼得到休息。尽量不要长时间在昏暗环境进行阅读和工作。

（2）避免长期过量接触辐射线　长期接触长波紫外线辐射，会导致慢性蓄积性晶状体损伤，诱发或加速白内障的生成和发展。所以要避免在强烈的阳光、灯光或其他辐射线照射下工作和学习，在户外活动时，应戴有色眼镜，以防辐射线直射眼球。

（3）坚持定期按摩眼部　可做眼保健操，眼部穴位按摩，如按摩睛明、攒竹、瞳子髎、太阳、翳风等穴位。通过按摩，可以加速眼部血液循环，增加房水中的免疫因子，提高眼球自身免疫力，从而延缓晶状体混浊的发展。

（4）注意饮食的宜忌　白内障的产生与体内缺乏维生素 C、维生素 $B_6$、氨基酸、某些微量元素有关，应多食富含上述物质的蔬菜、水果、鱼、肉（动物肝脏）、蛋类食物，少食辛辣香燥、油腻难化之品，并戒烟酒。

（5）保持心情舒畅　要避免过度情绪激动，保持心情舒畅，提高机体抗病能力，这对白内障的康复同样重要。

 ## 什么是青光眼？

青光眼是指眼内压间断或持续升高的一种眼病，持续的高眼压可以给眼球各部分组织和视功能带来损害，如不及时治疗，视野可以全部丧失而至失明。青光眼有急、慢性之分。青光眼是导致人类失明的三大致盲眼病之一，总人群发病率为 $1\%$，45 岁以后为 $2\%$。

 ## 引起青光眼的病因有哪些？

（1）屈光因素　屈光不正患者（近视、远视、老花）发病率较高，近视有 $1/3$ 伴有或发展为开角型青光眼，远视多伴闭角型青光眼。

（2）不良生活习惯　吸烟嗜酒、起居无常、饮食不规律、喜怒无常、习惯性便秘、顽固性失眠。

（3）解剖因素　前房浅、眼轴短、晶状体厚、角膜直径短，导致前房角狭窄，房水排出障碍，眼压升高，青光眼形成。

（4）年龄、性别　开角型青光眼多发于 30 岁左右，无明显性别差异，45 岁以上闭角型青光眼患者占青光眼病人 $68.2\%\sim76.8\%$，女性多于男性。

（5）遗传因素　青光眼属多基因遗传性病变，有家族史者，发病率高于无家族史的 6 倍，占整个发病人数的 $13\%\sim47\%$，患者亲属发病率为 $3.5\%\sim16\%$。

（6）眼部以及全身病变　工作、生活环境。

 ## 急性青光眼有什么临床特征？

急性青光眼最常见的是原发性急性闭角型青光眼，多在过度劳累、过度用眼、生气、休息不好等诱因下发作。发作时，患者会出现明显的眼球胀痛、眼红、视物不清，并可伴有同侧偏头痛，甚至出现恶心、呕吐，有时会被误诊为内科病而延误眼科的及时治疗。急性闭角型青光眼急性发作需急诊就医，药物降眼压后行激光或手术治疗，如果错过了手术时机，会导致视力不可逆的损害，后果极为严重。

 ## 慢性青光眼有什么临床特征？

慢性青光眼是"光明的偷盗者"。眼压逐渐升高，可使患者看东西的范围逐渐缩小直至失明而毫不察觉，但其并没有引起大众的关注。当患者察觉时，往往已经进入晚期。

 ## 怀疑有青光眼需要做哪些检查？

（1）眼压检查　眼压是判断是否有青光眼的最直接证据，如眼压超过一定范围即高度怀疑青光眼了。通常需要多次检查。

（2）眼底检查　主要用眼底镜、眼底照相、光学相干断层扫描等。

（3）视野检查。

 ## 青光眼有哪些危害？

青光眼的主要危害是损害视神经，使患者出现视力下降、视野缺损，患者视线范围逐渐缩小，随着病情的进展，缺损范围不断扩大，最终导致失明。青光眼是常见的致盲性眼病，且导致的失明是不可逆的，因此早期诊断、早期治疗非常重要。

 ## 怎么治疗青光眼？

早期诊断明确的青光眼患者可以通过眼压控制、注意眼部营养和手术三种方式进行治疗。

 ## 老年人怎样预防青光眼？

（1）光线适宜　少在光线暗的环境中工作或娱乐。在暗室工作的人，每1～2小时要走出暗室或适当开灯照明。情绪易激动的人，要少看电影，看电视时也要在电视机旁开小灯照明。这是常见的预防青光眼的方法。

（2）注意饮食　青光眼患者饮食时间要规律，量要适当，多吃易消化富含维生素的食物，如蔬菜、水果等，保持大便通畅。

（3）保持良好的睡眠　睡眠不安和失眠，容易引起眼压升高，诱发青光眼。老年人睡前要洗脚、喝牛奶，帮助入睡，必要时服催眠药，尤其是眼压较高的人，更要睡好觉，对预防青光眼十分重要。

（4）忌烟，忌酒，忌喝浓茶　因为烟草中的尼古丁可引起视网膜血管痉挛，导致视神经缺血，氰化物可引起中毒性弱视，危害视功能。大量饮酒可造成眼球毛细血管扩张，眼睛充血加重，甚至导致青光眼急性发作。常喝浓茶则往往引起过度兴奋，影响睡眠，而导致眼压升高。

（5）注意节制饮水量　一般每次饮水不要超过 500 毫升。因为一次饮水过多，可造成血液稀释，血浆渗透压降低，使房水产生相对增多，而导致眼压升高。

（6）避免过度劳累　不管是体力劳动还是脑力劳动，身体过度劳累后都易使眼压波动，所以预防青光眼要注意生活规律，劳逸结合，避免过劳。

（7）保持愉快的情绪　生气和着急以及精神受刺激，很容易使眼压升高，引起青光眼。所以预防青光眼平时要保持愉快的情绪，不要生气和着急，更不要为家务琐事焦虑不安。

 # 什么是老年性黄斑变性?

老年性黄斑变性又称年龄相关性黄斑变性（AMD），从疾病的名字就可看出，老年性黄斑变性是一种中老年人的疾病，大多始发于 50 岁上下，年龄越大，患病率越高。

 # 老年性黄斑变性与白内障有什么区别?

老年性黄斑变性不会引起疼痛。一些老年人患此病看不清东西后，首先以为都是白内障所致，实际上，黄斑变性与白内障是很好区别的：白内障看东西时整个都是模糊的；黄斑变性看东西时则是物体扭曲变形，或物体的四周清楚、中间模糊。医师进行眼底检查即可确诊。

 # 老年性黄斑变性有哪些症状?

老年性黄斑变性分为干性型和湿性型。干性型初期视物昏朦，如有轻纱薄雾遮挡，随着病情发展，视物模糊逐渐加重，眼前出现固定暗影，视物变形。湿性型早期与干性相似，如出现黄斑出血，则该眼视力骤降，眼前暗影遮挡，甚至仅能分辨明暗。

 # 怎样预防和治疗老年性黄斑变性?

最重要的是要定期进行眼底检查，及早发现及早治疗。目前老年性黄斑变性的治疗手段主要有药物治疗、手术治疗和激光治疗。

 ## 怎么预防和治疗糖尿病并发症导致的视力下降？

50％的糖尿病患者伴有视网膜病变，如果没有及时检查和治疗，很容易造成视力急剧下降。所以糖尿病患者要定期检查，最好保证每年一次复查，一旦发现视网膜病变，可以进行激光眼底治疗。

 ## 怎样预防老年人视力下降？

（1）注意控制情绪，保持心情舒畅　情绪过于激动、忧伤、大悲大喜、惊恐，都可能造成精神紧张，导致身体受损。如老年人急性青光眼（闭角型青光眼），往往在情绪激动、生气着急的情况下发作，眼压可突然升高。缺血性视神经病变，也常常发生在老年人精神受到刺激、情绪发生波动的时候。情绪过于激动，甚至可突然造成双目失明。所以，保持愉快的心情和轻松乐观的情绪，对老年人保护眼睛非常重要。

（2）预防传染性眼病及全身疾病　老年人免疫力下降，很多传统性眼病“偏爱”老年人，如结膜炎、沙眼等。因此在某些眼病流行的季节要注意隔离预防，一旦染病应及时彻底治疗。平时要注意锻炼身体，增强体质，预防感冒和病毒性角膜炎的发生。不管得了什么眼病，都要及时上医院检查治疗。有些全身疾病对眼部有较大的影响，如糖尿病、高血压病、肾病、结核病等。这些病都会侵犯眼球，严重者造成失明。绝不要以为这些病都不在眼部而疏忽，必须注意预防，及时治疗。

（3）注意用眼健康　现在很多老年人也喜欢玩电脑、iPad，用微信、微博，长时间使用造成了老年人眼干流泪、老花加剧甚至青光眼。此外，室内大量使用的LED灯对老年人的眼睛也有一定的伤害，可导致眼干。老年人使用电脑、iPad、手机更要有所节制，一般30分钟就应让眼睛休息。老年人使用的电脑、手机屏幕的对比敏感度要调低，字号要比常规字体大一些。在使用视频终端时要开启室内光源作为辅助照明，切忌为了省电在黑暗环境中使用视频终端，以免加剧老花并诱发青光眼。电脑、手机和家庭中大量使用的LED光源均为冷光源，长期使用可导致眼睛干涩。因此，辅助照明中应加入白炽灯等暖光源，能中和冷光源对眼睛的伤害。

（4）白内障手术后的老年人更要保护眼睛　白内障手术后的老年人，千万不要认为已经做了手术就万事大吉。白内障术后更要保护好眼睛，以确保手术后的视觉效果更佳。因为手术仅仅让混浊的晶状体变得透亮，眼睛中其他组织结构仍然需要精心呵护。白内障手术后的老年人特别是术前有散光、近视等屈光不正的，术后1个月要进行一次验光。最好能配一副看近处用的阅读眼镜，以减少视疲劳的发生。此外，白内障术后仍需要预防紫外线对眼睛的伤害，外出时要随身携带具有抗紫外线（UV400）功能的护目镜。

（5）禁止吸烟　临床研究和统计证实，吸烟会增加患白内障、年龄相关性黄斑变性等眼病的风险，同时也增加心血管疾病的患病风险；患心血管疾病则可间接影响眼睛健康，同时吸烟（包括二手烟）会使干眼症恶化。

（6）防止紫外线对眼睛的伤害　紫外线会伤害我们的眼睛。研究证实，可见光中的高能蓝光对我们的眼睛伤害更大，暴露于紫外线和蓝光下可以增加白内障、视网膜炎症、眼睛异常生长及癌症等眼疾的风险。

因此，外出强烈阳光下或者室内长期面对富蓝点光源建议佩戴防紫外线和蓝光的护目镜。

（7）给眼睛定期体检　65岁及65岁以上老年人应当每1～2年进行一次眼部的全面检查。定期眼科体检可以察觉视力的变化，对于任何眼科疾病，及时发现和早期干预都是延缓和预防眼科疾病的非常有效的手段。

 # 改善视力的食物有哪些？

保护视力，防治眼部疾病，需要从多个方面着手，其中注意营养，对改善视力也有一定的帮助。在日常饮食中，具有改善视力作用的食物有：

（1）富含维生素A的食物　维生素A与正常视觉有密切关系。如果维生素A不足，则视紫红质的再生慢而且不完全，暗适应时间延长，严重时造成夜盲症。如果膳食中维生素A继续缺乏或不足，将会出现干眼病，此病进一步发展则可成为角膜软化及角膜溃疡，还可出现角膜皱折和结膜干燥斑（毕脱斑）。维生素A最好的食物来源是各种动物肝脏、鱼肝油、鱼卵、禽蛋等；胡萝卜、菠菜、苋菜、苜蓿、红心甜薯、南瓜、青辣椒等蔬菜中所含的维生素A原能在体内转化为维生素A。

（2）富含维生素C的食品　维生素C可减弱光线与氧气对晶状体的损害，从而延缓白内障的发生。含维生素C的食物有柿子椒、西红柿、柠檬、猕猴桃、山楂等新鲜蔬菜和水果。

（3）含钙多的食物　钙与眼球构成有关，缺钙会导致近视眼。青少年正处在生长高峰期，体内钙的需要量相对增加，若不注意钙的补充，不仅会影响骨骼发育，而且会使正在发育的眼球壁——巩膜的弹性降低，晶状体内压上升，致使眼球的前后径拉长而导致近视。含钙多的食物，主要有奶类及其制品、贝壳类（虾）、骨粉、豆及豆制品、蛋黄和深绿色蔬菜等。

（4）含铬量较为丰富的食物　缺铬易发生近视，铬能激活胰岛素，使胰岛发挥最大生物效应。如人体铬含量不足，就会使胰岛素调节血糖功能发生障碍，血浆渗透压增高，致使眼球晶状体、房水的渗透压增高和屈光度增大，从而诱发近视。铬多存在于糙米、麦麸之中，动物的肝脏、葡萄汁、果仁中含量也较为丰富。

（5）含锌较多的食物　锌在眼内参与维生素A的代谢与运输，维持视网膜色素上皮的正常组织状态，维护正常视力功能。含锌较多的食物有牡蛎、肉类、肝、蛋类、花生、小麦、豆类、杂粮等。

（6）珍珠　珍珠含 95％ 以上的碳酸钙及少量氧化镁、氧化铝等矿物质，并含有多种氨基酸、如亮氨酸、蛋氨酸、丙氨酸、甘氨酸、谷氨酸、天冬氨酸等。珍珠味甘咸，性寒，用珍珠粉配龙脑、琥珀等配成的"真珠散"点眼可抑制白内障的形成。

（7）海带　海带除含碘外还含有 1/3 的甘露醇，晒干的海带表面有一层厚厚的"白霜"，它就是海带中的甘露醇，甘露醇有利尿作用，可减轻眼内压力，用来治疗急性青光眼有良好的功效。其他海藻类如裙带菜中也含有甘露醇，也可作为治疗急性青光眼的辅助食品。

#  防止视力下降的日常保健方法有哪些？

（1）穴位按压　每日晨醒后，闭眼以双手的中指按太阳穴，环指按眉毛中部的鱼腰，小指对准眉毛内侧的攒竹，适当按压。每次 5 分钟，能缓解眼肌疲劳，使眼睛明亮有神。

（2）定时远眺　每天早起、中午、黄昏前，远眺 1～2 次，尽量远眺绿色的植物，再把视线由远处逐步移近，以改善视力功能，调节眼肌。

（3）冷水洗眼　每天晨起和睡前用冷水洗眼洗脸。将眼睛浸泡在洁净冷水中1～2分钟或用手泼水至眼中，再用干净毛巾擦干眼部，然后用手指轻揉眼周 30 次左右。

（4）热敷护眼　洗脸时先将毛巾浸泡在热水中，双眼轻闭，趁热敷在额部和眼眶部位，交换几次，可使眼部血管畅流，供给眼肌营养。平时没事时，也可闭眼，两手掌擦热放在两眼上，轻轻捂 1 分钟。

（5）运目活动　利用一开一闭的眨眼来兴奋眼肌，并上下左右滚动眼球，顺时针和逆时针循环旋转，改善眼肌血液循环，振奋和增强眼肌动能，延缓衰老。具体做法是一开一闭眨眼，每次 15 次左右，同时用双手轻揉双眼，滋润眼球。

（6）按摩眼周　指压眼窝，能促进眼睛的血液循环。眼球周围都是骨骼，因此，进行指压时，手指要尽量靠近眼球，轻轻指压多次。

（7）提上眼皮　拇指在眉下，示指、中指在眉上，自眉头至眉尾提捻 3～5 次。

（8）桑叶敷眼　桑叶具有养肝明目的功效。取鲜桑叶 30 克，洗净后捣碎成泥，分成两份摊在两块薄纱布上，然后闭目分别敷贴在眼皮上，每次 15 分钟。

## 老年人护眼食疗方

### 大枣菊花粥

【材料】大枣 8 颗，菊花 15 克，大米 80 克，糯米 20 克，冰糖适量。

【做法】锅内一次性加足水，倒入大米、糯米、大枣。大火煮开，中火煮 20～30 分钟，开盖，加入菊花、冰糖，大火煮约 5 分钟即可。

【用法】每日 1 次。

## 酱醋羊肝

【材料】羊肝 500 克，酱油 10 克，醋 8 克，白砂糖 5 克，料酒 3 克，大葱 5 克，姜 4 克，芡粉 30 克，植物油适量。

【做法】将羊肝洗净切片，挂芡，素油加葱、姜爆炒，加其他调料调味。

【用法】每周 1～2 次。

## 炒黑木耳、胡萝卜、山药

【材料】黑木耳 20 克，胡萝卜 100 克，山药 100 克，姜、盐适量。

【做法】胡萝卜切片，山药切片泡在水里，木耳泡发切好。胡萝卜片焯水，过冷水，沥干。热锅加油，爆姜丝。加入胡萝卜大火翻炒，翻炒至胡萝卜变软，色变深。山药片入锅里翻炒，再加入黑木耳翻炒，加盐出锅。

【用法】每周 1～2 次。

## 鸡肝粥

【材料】鸡肝 50 克，粳米 50 克，葱、姜、盐等调料适量。

【做法】鸡肝切成丁，粳米先煮粥，粥将成，入鸡肝及葱、姜、盐等调料适量，煮沸。

【用法】早晨空腹顿服。

【功效】有补肝、养血、明目等功效，适宜于肝血虚型白内障患者常服。

## 猪肝枸杞叶汤

【材料】猪肝 150 克，鲜枸杞叶 100 克。

【做法】将猪肝、鲜枸杞叶共煎煮，饮汤吃肝。

【用法】每日 2 次。

## 枸杞肉丝

【材料】枸杞子 6～9 克（漂洗备用），猪瘦肉丝 50 克，冬笋丝 50 克，黑木耳 20 克（水发备用），盐适量。

【做法】将枸杞子、猪瘦肉丝、冬笋丝、黑木耳共炒，加入调料即可，佐餐食用。

【用法】每日 1 次。

**核桃（芝麻）豆浆**

【材料】核桃仁泥 2 小匙（或熟黑芝麻粉 30 克），豆浆 250 毫升，蜂乳 1 小匙。

【做法】将核桃仁泥 2 小匙（或熟黑芝麻粉 30 克），冲入煮沸过的 250 毫升豆浆内，再加蜂乳 1 小匙调匀，热服。

【用法】每日 1 次。

 ## 老年人怎样佩戴老花镜？

多数老年人买老花镜很随意，都是在地摊前试戴看看，能看得清楚又不晕的话就买了。这种眼镜还便宜实惠，一般才几十块钱。不合格的老花镜很容易造成眼胀、眼涩、眼疲劳，还能引起头晕、头痛。老年人出现视物模糊，要首先到医院做检查，排除白内障、高血压、糖尿病等病因，然后进行科学验光配镜，这才是最正确的方法。

另外，老年人的老花经常伴有散光，而且两眼的老花程度会有不同。未经验光就戴镜可能会在短期提高视力，但长期一定会损伤眼睛。

随着年龄增长，眼球晶状体会硬化、增厚，导致变焦能力降低，老花状况会发生变化，因此，老花镜 3 年左右便需更换一次。

# 第十节　老年人消化不良

 ## 什么是消化不良？

凡有持续 1 个月以上上腹痛或不适，并同时合并餐后饱胀、腹部胀气、恶心、厌食、嗳气、呕吐、烧心、反胃其中任何一项者，均定义为消化不良。实际上，由于老年人胃肠动力减弱，使胃内食物排空减慢，可以导致消化不良。另外，由于各种肝胆胰等消化腺分泌的胆汁、消化酶不足，也可引起消化不良。

 ## 消化不良怎么分类？

消化不良分为器质性和功能性消化不良两类。

## 什么是器质性消化不良？

消化道器质性疾病包括消化性溃疡、胃癌、胆石症、胆囊炎、胰腺炎或癌、反流性食管炎、小肠吸收不良综合征、肝炎、肝癌、肝硬化等，只要引起消化不良就可称为器质性消化不良。

 ## 什么是功能性消化不良？

功能性消化不良（FD）是指持续或反复发作的，具有上腹痛、上腹胀、早饱、嗳气、食欲缺乏、恶心、呕吐等上腹不适症状，经检查排除引起这些症状的器质性疾病的一组临床综合征。按照 2006 年的罗马Ⅲ分类诊断标准，功能性消化不良按其临床表现可分为餐后不适综合征（PDS）和上腹痛综合征（EPS）两大类。功能性消化不良在老年患者中占比例较高，其发病机制至今未明。目前多认为与胃运动功能障碍及神经精神因素紊乱有关。

 ## 为什么老年人容易发生消化不良？

消化不良发病的原因可能与胃肠动力障碍、内脏感觉过敏、幽门螺杆菌感染、黏膜炎症、心理障碍等有关。老年功能性消化不良患者随着年龄的增长，胃黏膜防御功能逐渐减退，加上因心脑血管疾病服用非甾体类药、精神因素及不良生活习惯等，往往症状明显，反复发作，迁延不愈，治疗不易。从中医角度讲，老年人尤其是患有慢性疾病的老年人，大多脾胃虚弱，容易出现胃纳呆滞、不消化现象。另外，老年人如果不注意保暖，寒热侵袭，胃肠很容易受凉或受热而发生气机阻滞、升降失调，导致消化不良。再者，老年人情志失和，也可导致胃胀不适。

 ## "既然老年人容易发生消化不良，那就少吃点不就行了，不需要处理"，这种观点对吗？

虽然少吃可以减少餐后饱胀、腹胀，但老年人消化不良还有其他危害。消化不良患者比正常健康者、消化性溃疡及胆囊病患者更具焦虑、抑郁、疑病性神经症及神经质。Wiklund 等运用多种精神卫生量表调查功能性消化不良患者的心理障碍，结果显示，功能性消化不良患者常有神经质、性格内向、易焦虑等个性特点。精神心理因素可通过脑-肠轴使胃肠运动和分泌功能紊乱或感觉过敏。在性格缺陷的基础上，不良的社会心理因素如急慢性威胁性生活事件可成为诱因，导致消化不良症状和抑郁、焦虑情绪。心理因素和消化不良症状相互影响，互为因果，形成恶性循环，经久不愈，严重影响生活质量。

## 治疗老年人消化不良的药物主要有哪几类?

（1）促动力药　消化不良的发病机制与胃动力障碍密切相关，胃动力障碍已被发现存在于多数功能性消化不良患者中。功能性消化不良胃动力障碍机制的研讨较多，许多专家认为与精神状态（焦虑或抑郁）及应激、迷走神经低张、胃肠激素三者有密切关系，目前达成共识的神经系统紊乱和胃肠激素的异常分泌已得到充分重视。多潘立酮（吗丁啉）为外周多巴胺受体阻滞药，能促进胃排空，增强幽门括约肌及食管下端括约肌的张力，阻止胆汁和胃内容物反流。

（2）抗焦虑或抗抑郁药　近年来，国内外较多学者认为，心理因素在消化不良的发病中起重要作用。情绪不稳定的个性和抑郁、焦虑、人际关系紧张的不良精神心理状态，以及生活中的一些应激事件，可能是促成功能性消化不良的重要原因。即消化不良与焦虑、抑郁明显相关。除了常规使用促动力药、抑酸药，合用抗焦虑或抗抑郁药，会收到意想不到的效果。

（3）根除幽门螺杆菌药　根除幽门螺杆菌在治疗功能性消化不良时的效果目前尚存在争议。所以对于幽门螺杆菌感染的功能性消化不良患者，有学者认为，根除幽门螺杆菌可能对部分幽门螺杆菌阳性功能性消化不良患者有益，应该在仔细评估患者利益和风险的情况下，考虑对功能性消化不良患者行根除幽门螺杆菌治疗。老年消化不良患者中大部分存在幽门螺杆菌感染。

这些药物都必须在专科医师的指导下，根据不同的目的选择应用，老年消化不良患者切忌自己随意使用。

 ## 老年人消化不良的非药物治疗方法有哪些?

近年来国内外学者已开始应用心理疗法及抗焦虑抑郁药物治疗消化不良，虽未就心理治疗和药物的作用及适应证等达成一致，但已有报道认为抗抑郁药物和心理治疗可能是解决这一难题的关键之一。对老年功能性消化不良患者在对症治疗的同时，根据个体化原则给予心理治疗，让患者把注意力转移到外部世界并发挥其主观能动性，克服心理障碍。必要时加用抗焦虑抑郁药物能提高疗效。

（1）针刺治疗　大量的研究表明，针灸具有增强胃动力的功能。

（2）心理疗法　消化不良的发病机制尚未完全清楚。近年来，国内外较多学者认为，心理因素在其发病中起重要作用。随着年龄的增长，社会心理因素如老年人生活环境的变迁、离退休的情感失落、丧偶及衰老本身所带来的生理失衡均会造成或加重功能性胃肠疾病，导致患者产生抑郁和焦虑等心理障碍，后者反过来又会加重患者的躯体症状。心理干预可明显改善功能性消化不良患者的抑郁情绪和临床症状的严重程度，进行心理疗法有助于疾病的恢复。

## 什么是助消化药？

　　治疗消化不良的药物主要是助消化药。所谓助消化药，指的是能促进胃肠消化过程的药物（如多种消化酶制剂）。这类药物具有增强消化酶的活性、促进消化等功能，可用于各种原因引起的消化不良的治疗，以达到帮助消化的目的。助消化药的品种较多，但作用各有侧重，只有正确选用才能获得良好效果。

 ## 常用的助消化药有哪些？

　　(1) 胃蛋白酶　具有消化蛋白质的作用，能将食物中的蛋白质转变为蛋白胨，从而促进蛋白质的消化。倘若因为肉类、蛋类、豆类等食物吃得过多，而产生了消化不良、食欲缺乏，或患有慢性萎缩性胃炎，以及病后恢复期消化功能减退的患者，可服用胃蛋白酶。由于胃蛋白酶必须在酸性条件下才能发挥作用，因此常与稀盐酸合用。市场上亦有含稀盐酸的胃剂销售。胃蛋白酶应在饭前或饭时服用，使其能与食糜充分混合而起效。但是患有溃疡病、肥厚性胃炎、浅表性胃炎急性活动期及糜烂型、出血型胃炎者忌服胃蛋白酶。由于该药物须与稀盐酸合用，故不能与碱性药物［如复方氢氧化铝（胃舒平）、氢氧化钠（小苏打）等］同用，否则会因酸碱中和而失效；亦不宜与颠茄类药物［如阿托品、山莨菪碱（654-2）等］合用，因后者能抑制胃肠道消化腺体的分泌，且可中和胃蛋白酶合剂中的盐酸，破坏其活性，使药效下降。

　　(2) 淀粉酶　又名糖化素、淀粉酶素。具有帮助胃肠消化淀粉类食物的功能。对于因为吃米饭、馒头、面条、红薯、土豆等过多引起的消化不良，可服用淀粉酶以帮助消化。淀粉酶应在饭后服用。

　　(3) 胰酶　又名胰酵素、胰液素，主要成分含胰淀粉酶、胰蛋白酶和胰脂肪酶，具有消化蛋白质、脂肪和淀粉的作用。常用于一般性消化不良，食欲缺乏，尤其适合慢性胃炎、肝脏疾病和糖尿病患者的消化障碍。胰酶片宜于饭后服用，片剂不可嚼碎，也不能与酸性药物并用，因胰酶遇酸易被破坏而失效。

　　(4) 酵母片　是酵母菌的干燥菌体。干酵母中含有维生素 $B_1$、维生素 $B_2$、维生素 $B_6$、维生素 $B_{12}$、叶酸、肌醇、蛋白质以及消化酶、麦糖醇等，具有良好的营养价值和理想的医疗作用，适用于治疗食欲缺乏、消化不良及 B 族维生素缺乏而引起的疾病。酵母片应于饭前或饭时嚼碎服用。

　　(5) 多酶片　含有胃蛋白酶与胰蛋白酶、胰淀粉酶、胰脂肪酶等成分，适用于治疗消化不良、慢性萎缩性胃炎与病后胃功能减退及饮食过饱、异常发酵。尤其是老年人胃肠胀气等症。应于饭前服，但不能嚼碎，也不宜与抗酸药奥美拉唑（洛赛克）、硫糖铝、复方石菖蒲碱式硝酸铋（胃得乐）、复方氢氧化铝（胃舒平）、氢氧化铝、西咪替丁、雷尼替丁、法莫替丁等合用，不宜同食猪肝，否则会降低或失去疗效。患有溃疡病、糜烂型胃炎者应忌服，否则会加重原有病症。

（6）甲氧氯普胺（胃复安）和多潘立酮（吗丁啉）　为促胃动力药，可增加胃肠道上部蠕动，协调幽门收缩，加快胃肠道的排空。忌与抗胆碱药（如阿托品、普鲁本辛等）合用，因后者的作用是抑制胃肠道蠕动，倘若将这两类药物合用，不仅会使药效下降，甚至还会发生逆转，加重病情。

 # 如何预防老年人消化不良？

为什么老年人容易出现消化不良呢？老年人若要避免出现消化不良，不仅饮食不能过饱过饥，少食或不食生冷肥甘之物，还要调节情志，保持乐观开朗的情绪，避免强烈的不良情绪刺激，起居有常，凉暖适宜，避免寒热外邪侵袭。老年人还应该参加力所能及的体育锻炼，增强体质，加强脾胃功能。尤其是久病或有多种慢性疾病的老年人，更应该从以上方面多加注意。

（1）坚持良好的生活习惯，保持稳定乐观的情绪　食不过饱，定时定量，餐后适当活动，可使胃肠道功能自动化、程序化，从而减轻其负担。定时解便是预防便秘的重要方法。情绪对胃肠道消化功能影响很大，愤怒、忧郁等不但影响胃肠运动，还影响消化液的分泌，久而久之，便会发生消化不良。

（2）不用或少用抑制胃肠道功能的药物　地西泮（安定）、茶碱等均可抑制胃肠道功能。某些药剂如酚酞、比沙可啶（便塞停）等，虽然对便秘可一时奏效，但久用会使肠道失去自身运动的能力，从而加重便秘。

（3）勤检查　出现消化道异常症状，应及时去医院检查，即使情况正常，也应定期做胃肠镜、B超检查。现已公认，粪便隐血试验是较早期发现胃肠道肿瘤行之有效的办法，既无痛苦，花费也不大，可定期送检。已有胃肠道息肉者，宜及时彻底清除，以绝后患。

（4）修补好牙齿，养成细嚼慢咽的习惯　老年人多有牙齿松动、脱落，会使食物在口腔里咀嚼不完全。整修好牙齿，从容咀嚼，缓慢吞咽，加强食物的机械性加工，既可以减轻胃肠道的负担，又可以避免粗糙、坚硬的食物对消化道黏膜的不良刺激。

（5）避免进食不易消化的食物　油炸、油煎食物，未煮熟的肉类、鱼类、蛋类等，均不易消化。高脂肪食物会延缓胃排空，应该尽量少吃。

（6）适当增加富含纤维素的食物　纤维素可促进胃肠道运动，增加肌张力，减少胃肠憩室形成。各种新鲜绿色蔬菜以及海带、紫菜含纤维素较多，燕麦片除了纤维素含量高之外，还富含多种微量元素，并有降血脂功能，平时不妨多吃一些。

(7) 加强全身性锻炼 尤其是腹肌的锻炼，可以增强胃肠道运动功能，促进食欲。强健的腹肌可使排便变得轻松、容易。

##  有哪些方法可以加强老年人的消化功能？

(1) 先吃主食 米饭、面条等主食是"天然的促消化药"。这些食物均富含易被人体消化的碳水化合物，容易使人产生饱腹感，而且具有促进淀粉酶和胃酸分泌的作用。因此，老年人在进餐时若先吃主食，再吃配菜，可显著地增强胃肠道的消化功能。此外，老年人若每天吃少量的粗粮，还可取得促进胃肠蠕动、排出体内多余脂肪的效果。

(2) 饭后弯腰 3 次 人们若在饭后适当地做一些弯腰的动作，可使胃部向前倾，让食物更快地进入胃窦，从而促进胃的排空，加快食物被胃肠道消化吸收的速度。一般来说，老年人可在进餐后缓慢地弯腰 3 次，每次弯腰 1 分钟。需要注意的是，患有胃食管反流病、反流性食管炎等慢性消化道疾病者应避免在饭后做弯腰的动作。

(3) 饭后边散步边按揉腹部 俗话说，"饭后百步走，活到九十九"，老年人若能在饭后半小时外出散步 20～30 分钟，并一边散步一边按揉腹部，可促进胃肠道血液循环和胃液分泌，有增强胃肠消化功能的作用。在揉按腹部时，应将五指并拢，用手掌以画圈的方式按摩腹部（以肚脐为中心），可每走一步按摩腹部一圈，交替地沿顺时针和逆时针的方向进行按摩，每次按摩 15～20 分钟，以肚皮发红或有热感为宜。需要注意的是，老年人在按揉腹部时用力要适中，并应穿着棉质无扣的上衣，以免在按揉时产生大量的静电。

(4) 多做可促进唾液分泌的运动 研究发现，很多老年人的消化功能之所以变弱，与其唾液分泌显著减少有密切的关系。唾液中含有淀粉酶和一种可滋润脾胃的重要物质，具有保护消化系统功能的作用。为了促进唾液的分泌，老年人可常做以下口腔运动：平心静气，闭口端坐，用舌头顶住上颌，再将舌头伸到上牙外，上下左右搅动数次。此法可刺激口腔神经，使口腔内产生大量的唾液。当唾液产生后，可鼓腮漱口，然后慢慢将唾液咽下。老年人可每日早晚各做此运动 3～4 次。

(5) 饭后听听音乐 现代研究发现，人们若在饭后听节奏舒缓、音色优美的音乐，可起到刺激中枢神经、调节呼吸系统、循环系统、消化系统和内分泌系统的功能、促进血液循环、胃肠蠕动和消化液分泌等作用。

(6) 饭后喝杯酸奶 酸奶中含有丰富的乳糖酶和酵母菌，具有增进食欲、保护胃肠道的黏膜组织、抑制和杀灭肠道内的腐败菌、促进肠道内乳酸菌的生长繁殖等作用。因此，老年人在饭后喝 1 杯酸奶可显著地改善胃肠道的消化吸收功能，防治消化不良等消化系统疾病。

### 有助于老年人消化的实用偏方

**砂仁嚼嚼方**

【材料】砂仁 3 粒。

【做法】将砂仁 3 粒噙于口中，10 分钟后嚼碎，徐徐吞服。

【用法】每日 2～3 次。

**青柑皮粉**

【材料】青柑皮 250 克。

【做法】每年 5～6 月份将青柑晒干，切丝或切片，然后研成细粉。

【用法】每日 2 次，每次 6 克，温开水送服。

**生姜槟榔红糖汤**

【材料】生姜、槟榔各 10 克，红糖 6 克。

【用法】水煎服。

**蜜饯橘皮**

【材料】新鲜橘皮 500 克，蜂蜜 200 克。

【做法】将新鲜橘子皮洗净，沥干水，切成细条状，浸泡于蜂蜜中腌制 1 周，备用。

【用法】当蜜饯嚼吃，每日 2～3 次，每次 10 克。

**扁豆党参粥**

【材料】白扁豆 250 克，党参 12 克，粳米适量。

【做法】先煮熟白扁豆去其皮，入党参、粳米煮成粥。

【用法】早晚各服 1 次。

**白萝卜汤**

【材料】白萝卜 1 个。

【做法】将白萝卜切片煮汤。

【用法】日服 2 次。

# 第十一节　老年人免疫力下降

 ## 什么是免疫力？

免疫力是人体自身具有的防御及与各种病原菌作斗争的能力，俗称抵抗力。人体的免疫系统就像一个对病菌作战的兵团，一旦病菌入侵，便会与它们交锋，进行反击，以维护身体健康。

 ## 免疫力下降的原因是什么？

（1）心理紧张不安、焦急　心理劳累会给自主神经造成不良影响，而自主神经和内分泌系统及免疫系统有着紧密的联系，由于积劳造成的疾病往往很难治愈。

（2）劳累，睡眠不足　会加重自主神经的负担，而且也会给内分泌系统及免疫系统带来不良影响，从而造成免疫力下降。

（3）消极悲观　过于消极悲观的性格会造成免疫力降低，所以保持心情舒畅很关键。

（4）饮食失衡　饮食混乱、进食时间不规律、挑食等都会使提供人体免疫系统所需的营养不足。

（5）运动不足　运动不足导致体力下降，体力跟不上就难以抵抗劳累，进而造成免疫力下降。

（6）过度抗菌　现在社会能给人们提供充足的抗菌药品和商品，但也不要过度清洁，人体的免疫系统一旦适应了过于清洁的环境，那么免疫力就会下降。

 ## 免疫力下降有哪些表现？

免疫力低下主要表现在体质虚弱多病、精神萎靡、疲乏无力，更有甚者稍微受凉就会发生上呼吸道感染（感冒）、发热，甚至必须住院才能康复。老年朋友免疫力低下还会导致自身的一些慢性病发作，比如：上呼吸道感染（感冒）、哮喘、支气管、心脑血管疾病、肺炎等反复发作。久而久之一些疾病就会发展成为不可逆转的癌症，危害中老年人的身体健康。

 ## 免疫力下降有哪些危害？

免疫力低下将会对身体带来不利，对工作、学习和正常生活造成一定的影响。

人到了老年，随着身体各种器官功能的降低，自身免疫力也随之开始下降，如不及时提高，很容易被传染各种疾病，如上呼吸道感染（感冒）。因此，必须引起高度注意，采取各种有效方法，不断提高和增强自身免疫力。

#  老年人怎样增强免疫力？

（1）多吃抗氧化食物　人体不断产生的自由基会损害体内的细胞，破坏免疫系统，唯抗氧化营养物质能将其清除。随着年龄的增长，人体生成的抗氧化物质逐渐减少，最终无力清除不断蓄积的自由基。当人体内充斥自由基时，健康会亮起红灯。

对老年人有特殊意义的抗氧化营养元素包括维生素 E、维生素 C、$\beta$-胡萝卜素、铜、硒等。老年人能从马铃薯、绿茶、柑橘、花椰菜、牛奶、鱼、小麦、樱桃、草莓、西瓜、西红柿中摄取，这些都是价廉物美的天然抗氧化食物。

老年人的消化功能较差且饮食摄入减少，可以适当补充富含抗氧化营养元素的多种维生素矿物质补充剂。

（2）均衡营养　营养是免疫力的基础。首先，保证优质蛋白质，包括动物性食品和豆制品。主要有增加鱼类的摄入量，每天吃一个鸡蛋，每日饮用 250 毫升牛奶，高胆固醇患者可用脱脂牛奶。多选用大豆制品如豆腐、豆腐干等，既补充了优质蛋白，又不增加血脂。其次，多吃新鲜的绿叶蔬菜和水果，其中含有丰富的微量元素、维生素和膳食纤维。维生素 C、$\beta$-胡萝卜素等对维持机体正常的生理功能有重要作用，而膳食纤维可以增加老年人肠蠕动，防止或缓解便秘。另外，保证各种无机盐和微量元素的摄入，钙、铁、硒和铬等对老年人都是重要的矿物质。

（3）保持心情愉快，增强机体免疫力　大脑活动直接影响免疫系统的功能作用。积极乐观的精神、心理状态有助于促进免疫细胞数量增长，激发免疫系统的活力，从而起到保护机体的作用。而消极悲观者的免疫多反应迟钝、功能较低。老年人首先要注意保持心理健康，这有助于强化自身免疫力。心理健康，善待压力，把压力看作是生活不可分割的一部分，学会适度减压，以保证健康、良好的心境。

（4）养成良好的生活习惯　不良的行为和习惯会成为包括癌症在内的一系列疾病的病因和诱因。消极的生活因素长期、持续地作用于机体，过度刺激免疫系统，也会扰乱正常的生理功能，导致免疫力下降。故老年人应养成良好的生活习惯，起居有常，劳逸结合，饮食均衡，戒除不良生活嗜好。

（5）适当运动　适当的运动能改善中枢神经系统功能，加强心脏的营养和脂质代谢，促进全身血液和体液循环以及新陈代谢，延缓机体组织的老化和免疫系统功能衰减的进程。每天运动 30～45 分钟，每周 5 天，持续 12 周后，免疫细胞数量会增加，抵抗力也相对增强。主要是自己要注意锻炼，坚持在每天的某个时段做些运动。

（6）生活规律化　吃饭、工作、学习、午休、运动、晚间休息等日常生活都要做到有规律，按时作息。养成好的生活习惯，不要暴饮暴食，不能凭一时兴起、心血来潮，注意长期坚持、持之以恒。平时注意保持积极乐观的良好心态，多参与社会公益活动，与他人和睦相处，遇事冷静，正确对待，宠辱不惊，泰然处之。

（7）戒烟限酒　医学证明，吸烟时人体血管容易发生痉挛，局部器官血液供应减少，营养素和氧气供给减少，尤其是呼吸道黏膜得不到氧气和养料供给，抗病能力也就随之下降。少酒有益健康，嗜酒、醉酒、酗酒会削弱人体免疫功能，必须严格限制。

（8）做好自我健康监护　老年人易患各种老年病、慢性病，在疾病初期若不及时纠正，多会削减机体免疫功能，造成免疫系统受损程度进行性加深，而导致防御机制的全线崩溃。故老年人应强化自我保健意识，及早防病治病，定期做健康体检，将可能存在的隐匿性疾病消灭在萌芽状态，减少其对免疫系统的损害，使免疫机制处于完好状态。

##  提高免疫力的食物有哪些？

（1）灵芝　灵芝可增强人体的免疫力，这是因为灵芝含有抗癌效能的多糖体。此外还含有丰富的锗元素。锗能加速身体的新陈代谢，延缓细胞的衰老，能通过诱导人体产生干扰素而发挥其抗癌作用。

（2）新鲜萝卜　因其含有丰富的干扰素诱导剂而具有免疫作用。

（3）蜂王浆　能提高机体免疫力及内分泌的调节能力，并含具有防癌作用的蜂乳酸（10-HDA）。

（4）蘑菇、木耳　猴头菇、草菇、黑木耳、银耳等都有明显增强免疫力的作用。香菇所含的香菇多糖能增强人体免疫力。

（5）富含超氧化物歧化酶（SOD）的食物　SOD可清除人体内多余的自由基，是战胜疾病和抗衰老的金钥匙。SOD具有提高免疫力、降三脂、降糖、修复人体内细胞、抗疲劳等作用。SOD软黄金的出现，造福人类健康。

（6）海苔　英国研究人员在20世纪90年代就发现海苔可杀死癌细胞，增强免疫力。海苔中所含藻胆蛋白具有降血糖、抗肿瘤的应用前景，其中的多糖具有抗衰老、降血脂、抗肿瘤等多方面的生物活性。海苔中所含的藻朊酸，还有助于清除人体内的毒性金属，如锶和镉等。医疗人员还从海苔中开发出具有独特活性的海洋药物和保健食品，能有效预防神经老化，调节机体的新陈代谢。此外，海苔能预防和治疗消化性溃疡，延缓衰老，帮助女士保持皮肤的润滑健康。

（7）蜂胶　蜂胶是蜜蜂采集胶源植物新生腋芽分泌物和蜜蜂自身分泌物（如蜂蜡）混合而成的天然产物，含有最为丰富的黄酮类化合物及其他生物活性成分。药理及临床证明，蜂胶能有效提高机体免疫功能，有治疗癌症的神奇功效。另外，长期服用蜂胶可减少成人慢性病的发生，对糖尿病、心脑血管疾病有改善的功效。

（8）绿茶、红茶　富含抗氧化剂，且远远高于蔬菜、水果，可以清除自由基、抗衰老，提高免疫力。

（9）酸奶　增加有益菌群的数量，构筑健康的微生态环境，形成胃肠道防御线。

（10）山楂　它的功能主要是助消化、保护心血管、降低血脂血压、抗菌、减肥、抗肿瘤、清除自由基、增强免疫力。

（11）牛奶和豆浆　牛奶和黄豆都属于高蛋白食品，牛奶中的酪蛋白和卵清蛋白可增强呼吸道和内脏器官抗感染的能力，防止病毒和细菌附着到呼吸道上。黄豆中的大豆蛋白被人体消化、吸收和利用的程度极高。它和乳蛋白同样可以构成体内的抗体。所以常喝牛奶、豆浆，可以有效地提高人体免疫力。

## 提高免疫力的食疗方

### 黑糯米补血粥

【材料】黑糯米、大枣、桂圆、山药、红糖

【做法】适量的黑糯米、大枣、桂圆、山药、红糖混合熬粥即可。

【用法】日服两次。

### 当归大枣排骨汤

【材料】排骨2斤，枸杞子适量，大枣12枚，当归4片，盐、鸡精适量。

【做法】将排骨洗净血水放入砂锅，加入枸杞子、大枣、当归（也可放点葱、姜片），大火烧开，再小火炖至排骨酥烂，加盐、鸡精调味即可。

【用法】日服一次。

### 补气养血燕麦粥

【材料】核桃、大枣、桂圆、燕麦、红糖适量。

【做法】将泡好的核桃、大枣、桂圆放入锅内，把燕麦清洗干净，倒进锅里，加适量水熬煮即可，出锅前放些红糖。

【用法】日服两次。

### 双红补气汤

【材料】红薯500克，大枣10克，红糖适量。

【做法】红薯、大枣及清水2000毫升一起下锅煮开，红薯熟时再下红糖。喜欢吃南瓜的也可以把红薯换成南瓜。

【用法】日服两次。

**木瓜银耳汤**

【材料】银耳、木瓜、大枣、冰糖各适量。

【做法】把泡好的银耳下锅，煮开后下大枣，关小火熬半小时，下冰糖和木瓜煮开即成。

【用法】日服两次。

# 第十二节　老年男性良性前列腺增生症

老年男性排尿困难多数是由于良性前列腺增生引起的，并且从 50 岁开始，随着年龄的增大，排尿困难的症状会越来越严重，如果不引起重视，也会给老年人带来严重后果，影响老年人的生活质量。

 ## 什么是良性前列腺增生症？

良性前列腺增生简称前列腺增生，是以排尿困难为主要表现特征的老年男性常见病，是前列腺细胞增生导致泌尿系梗阻而出现的一系列临床表现及病理改变。35岁以上男性前列腺可有不同程度的增生，50 岁以后出现临床症状。

 ## 良性前列腺增生症有哪些早期症状？

随着年龄的增长，患者会发现自己每次小便的量日渐减少，每天小便的次数反而增多，尤其是夜晚睡觉以后，小便的次数多。进一步观察，还会发现尿流线会变得越来越细，并有尿后淋漓等现象，同时伴有尿不净的感觉。这些现象和感觉，都属前列腺良性增生肥大的早期症状。

良性前列腺增生的早期由于症状较轻，尚未给生活和工作造成多大影响，也容易被忽视。待前列腺的增生发展到病理性肥大，即增生组织已紧紧包围住输尿管，同时对膀胱产生强大压力，造成排尿非常困难，甚至发生尿潴留或诱发肾积水、肾炎、尿毒症等，给人体带来很大痛苦时，治疗难度就比较大，更重要的是治疗效果不会很理想。

 ## 如何诊断良性前列腺增生症？

（1）直肠指诊　直肠指诊（简称肛检）是最简单易行但又非常重要的实用诊疗

技术，可初步了解前列腺大小、硬度，有无结节、粘连，精囊可否触及，直肠内有无异常肿块等情况。前列腺增生直肠指诊的首诊确诊率可达 78% 以上。其缺点是无法全面、完整地了解前列腺可能出现的较小病灶。

（2）B超检查　前列腺B超检查可分为经直肠、经腹、经尿道和经会阴四种途径，可观察到前列腺本身病变情况及有无膀胱结石、肿瘤等并发症，其中以经直肠和经腹两种途径较为常用、精确。

（3）尿流动力学检查　良性前列腺增生症基本的病理改变是膀胱出口梗阻（BOO）和膀胱功能改变，是典型的膀胱出口梗阻且伴有逼尿肌功能失调的疾病。该项检查是确诊膀胱出口梗阻的金标准。尿流率检查能测定、量化、评估排尿状况。

（4）血清前列腺特异抗原（PSA）检测　血清前列腺特异抗原是前列腺上皮细胞合成和分泌的蛋白，作为前列腺最重要的功能学指标，常用于前列腺癌的筛查。近年关于血清前列腺特异抗原在良性前列腺增生症中价值的临床研究越来越多。

# 怎么预防良性前列腺增生症？

（1）经常进行体育锻炼很重要。通过积极参加体育运动，可以加快机体的血液循环和新陈代谢，改善前列腺局部的血液循环。

（2）饮食要清淡，戒烟、忌酒，尤其不要长期饮酒和酗酒，不吃辛辣等刺激性较强的食物。

（3）养成良好的生活习惯，保持二便畅通，避免长时间憋尿。憋尿会造成膀胱过度充盈，使膀胱逼尿肌张力减弱，排尿发生困难，容易诱发急性尿潴留。

（4）可以在临睡前做自我按摩。取仰卧位，左脚伸直，左手放在神阙穴（肚脐）上，用中指、示指、环指三指旋转，同时再用右手三指放在会阴穴部旋转按摩，一共100次，左右交替。按摩有利于膀胱恢复，起到消炎、镇痛和消肿的作用。

# 良性前列腺增生症的治疗药物有哪些？

（1）5α-还原酶抑制剂和肾上腺能 $\alpha_1$ 受体拮抗剂　是目前标准的最常用的良性前列腺增生症治疗药物。目前常用的5α-还原酶抑制剂药物有非那雄胺和度他雄胺。研究发现，度他雄胺能快速、接近完全及持续地抑制双氢睾酮。$\alpha_1$ 受体拮抗剂的作用机制是通过阻滞在膀胱颈、前列腺包膜、尿道及腺体平滑肌中的 $\alpha_1$ 受体，降低前列腺和尿道平滑肌的张力和尿道压力，解除因良性前列腺增生症引起的膀胱出口梗阻的动力学因素，改善梗阻现象，主要分为非选择性 $\alpha_1$ 受体拮抗剂（包括酚苄明等）和选择性 $\alpha_1$ 受体拮抗剂（包括哌唑嗪、阿呋唑嗪、特拉唑嗪等）。必要时，也可以两种药物联合治疗。

（2）主要治疗良性前列腺增生症的天然药物

　　a. 花粉制剂

　　● 前列康：由天然植物油菜花粉直接入药，是未经任何提取纯化的粗制剂。大量临床研究表明，前列康作为治疗良性前列腺增生症的药物，疗效确切，能有效地缓解前列腺增生性疾病所引起的尿频、尿急、排尿困难，使患者的生活质量明显改善。

　　● 普适泰（舍尼通）片：为瑞典纯种裸麦花粉制剂。通过大量的临床研究，舍尼通对治疗良性前列腺增生症有一定疗效。可较大剂量长期服用，且无明显不良反应。

　　b. 塞润榈脂固醇提取物（伯泌松）：为美洲棕榈果提取物。治疗良性前列腺增生症安全、有效。

　　c. 非洲臀果木提取物（通尿灵）：为蔷薇科。治疗与良性前列腺增生症有关的膀胱出口梗阻引起的排尿困难症状，改善由于膀胱出口梗阻引起的膀胱收缩功能障碍，使前列腺体积缩小，最大尿流率增加，使患者主客观症状改善，从而减轻患者症状，提高患者生活质量。

　　以上药物均需在专科医师的指导下服用。

 ## 良性前列腺增生症的手术治疗方法有哪些？

　　经尿道前列腺电切术（TURP）、经尿道前列腺汽化电切术（TUVP）、经尿道前列腺针刺消融术（TUNA）、激光治疗、开放性前列腺摘除术。

　　具体采用哪种手术，患者应根据自己的病情、经济状况等与医师沟通后确定。

 ## 哪些良性前列腺增生症患者可以考虑进行手术治疗？

　　重度良性前列腺增生症患者或者下尿路症状以及影响到工作、生活者，尤其是药物治疗效果欠佳或拒绝药物治疗时。

 ## 什么是经尿道前列腺电切术？

　　经尿道前列腺电切术（TURP）是治疗良性前列腺增生症的标准术式，被称为良性前列腺增生外科治疗的"金标准"，目前尚无其他方法取代其地位。具有适应证广、创伤小、恢复快、切除彻底等优点。

 ## 哪些良性前列腺增生症患者适合做经尿道前列腺电切术？

　　此技术对高龄体弱、心肺功能不全而无法耐受开放性手术者尤其具有优越性，主要适用于体积在 60 克以下的良性前列腺增生症患者，技术熟练者可适当放宽限制。

 ## 经尿道前列腺电切术有哪些优缺点？

虽然这种手术与开放性前列腺摘除手术相比，具有操作精确、出血少、效率高、对患者损伤小、术后恢复快等优点，但仍有出血、水中毒综合征、术后恢复慢的缺点。

 ## 什么是经尿道前列腺汽化电切术？

经尿道前列腺汽化电切术（TUVP）是在经尿道前列腺电切术（TURP）的基础上发展而来的一种新的术式，其原理是将 TURP 电切环换成特制汽化电极，与前列腺组织接触时有 3～4 厘米厚的组织被汽化，汽化层下形成凝固层，在残留组织创面上连续汽化使增生组织完全去除，直达包膜。其缺点是不能精确、迅速逐块切除增生组织，不适用于 60 克以上的前列腺体积较大者。

 ## 哪些良性前列腺增生症患者适合做经尿道前列腺汽化电切术？

前列腺增生过大的患者可采用分次经尿道汽化电切最终完成整个增生前列腺的切除手术；而且对于开放性前列腺摘除术有组织残留，症状不能缓解；或者经尿道汽化电切术后症状复发者，仍可以进行汽化电切术或者再次汽化电切以解除梗阻。

 ## 什么是经尿道前列腺针刺消融术？

该方法是在直视下，将消融电极分别插入增生的前列腺中叶、两侧叶 1.5～2.0 厘米，消融信号产生器发出的电功率，通过电极转化为热能，使该处产生 65～100 摄氏度高温，使组织发生凝固坏死，而对尿道无损伤。

 ## 哪些良性前列腺增生症患者适合做经尿道前列腺针刺消融术？

药物无法缓解症状，且患者不愿接受 TURP 治疗的前提下，才可以考虑经尿道前列腺针刺消融术（TUNA）。

 ## 什么是激光前列腺手术？

通过激光设备消融或剜除前列腺组织的手术，是一种前列腺的微创治疗技术。

具有术后尿流率和症状评分均获明显改善及无前列腺穿孔或尿失禁等并发症的优点。

##  为什么激光手术比经尿道前列腺手术更好呢?

首先,激光治疗的止血效果好,可显著降低出血量。前列腺是一个血供很丰富的器官,虽然电切手术也可以止血,但效果不及激光,手术很难避免术中及术后的出血,且对医师技术的依赖性较高;对于大的腺体手术时间也长,出血也相应多,患者术后需要卧床、留置导尿管,住院的时间也长。其次,穿孔少,手术时间短,电切综合征发生率低,术后拔管时间短,缩短住院时间,适用范围广。还能减少电解质紊乱的可能性。最后,可以使得术后复发需要接受再次手术的可能性降低到最小程度。

随着探头器械的不断改进,有学者认为激光手术有替代经尿道前列腺电切术(TURP)的可能性。

##  什么是开放性前列腺摘除手术?

开放性前列腺摘除手术是治疗 BPH 的一项基本方式,疗效确切。

##  哪些良性前列腺增生症患者适合做开放性前列腺摘除手术?

开放性前列腺摘除手术尤其适用于前列腺体积特别大(>60 克)和合并有大的膀胱结石患者。

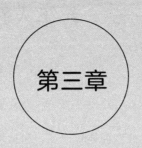

第三章

# 老年人的常见安全问题

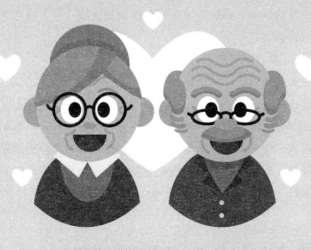

# 第一节　老年人跌倒

 **什么是跌倒?**

跌倒是指不由自主的、非故意的体位改变,包括倒在地上或更低的平面上,不包括靠在家具、物体或墙壁上。跌倒可发生于任何年龄,但老年人更多见。

 **哪些地方容易发生跌倒?**

老年人跌倒多发生于室内,其中 1/3 的跌倒发生在卧室,其次发生在门口、洗澡间、厨房、楼梯、书房等。

 **老年人跌倒有哪些危害?**

对于年轻人来说,跌倒往往都不是个事儿,爬起来就好,拍拍灰。然而对于老年人,跌倒却是与脑卒中、心脏病发作同等级别的大事,常常成为老年人从容光焕发到风烛残年的转折点。

跌倒是造成 65 岁以上老年人意外死亡的第一大原因。即便是平地的跌倒,也有 1/5 的可能性给老年人造成骨折或颅脑外伤,甚至当场死亡。而且 65 岁以上的老年人中普遍存在骨质疏松的问题,跌倒有可能造成老年人的股骨颈骨折。据统计,95％的股骨颈骨折是由于跌倒造成的。跌倒带来的损伤会严重影响老年人的自理能力和活动能力。如果老年人还患有慢性病,跌倒也会使原本尚处于控制范围的慢性病恶化。此外,曾经跌倒的老年人,多数会产生一种称为跌倒恐惧的心理,害怕活动,害怕出门。这样也加重了老年人一些慢性疾病并发症的发生,形成恶性循环。

 **老年人跌倒的危险因素有哪些?**

老年人跌倒既有内在的危险因素,也有外在的危险因素,是多因素交互作用的结果。内在的危险因素包括生理因素、病理因素、药物因素和心理因素等,外在的危险因素包括社会因素和环境因素。

## 导致老年人跌倒的生理因素有哪些?

(1) 步态的稳定性下降和平衡功能受损　步态的稳定性下降和平衡功能受损是引发老年人跌倒的主要原因。步态的步高、步长、连续性、直线性、平稳性等特征与老年人跌倒危险性之间存在密切相关性。老年人为弥补其活动能力的下降,可能会更加谨慎地缓慢踱步行走,造成步幅变短、行走不连续、脚不能抬到一个合适的高度,引发跌倒的危险性增加。另外,老年人中枢控制能力下降,反应能力下降,反应时间延长,平衡能力、协同运动能力下降,从而导致跌倒危险性增加。

(2) 感觉减退　感觉系统包括视觉、听觉、触觉、前庭及本体感觉,通过影响传入中枢神经系统的信息,影响机体的平衡功能。老年人常表现为视力、视觉分辨率、视觉的空间/深度感及视敏度下降,并且随年龄的增长而急剧下降,从而增加跌倒的危险性;老年性传导性听力损失、老年性耳聋甚至耳垢堆积也会影响听力,有听力问题的老年人很难听到有关跌倒危险的警告声音,听到声音后的反应时间延长,也增加了跌倒的危险性;老年人触觉下降,前庭功能和本体感觉退行性减退,导致老年人平衡能力降低。以上各类情况均增加跌倒的危险性。

(3) 中枢神经系统退变　中枢神经系统的退变往往影响智力、肌力、肌张力、感觉、反应能力、反应时间、平衡能力、步态及协同运动能力,使跌倒的危险性增加。例如,随年龄增加,踝关节的躯体震动感和踝反射随拇指的位置感觉一起降低而导致平衡能力下降。

(4) 骨骼肌肉系统结构变化和功能减退　老年人骨骼、关节、韧带及肌肉的结构、功能损害和退化是引发跌倒的常见原因。骨骼肌肉系统功能退化会影响老年人的活动能力、步态的敏捷性、力量和耐受性,使老年人举步时抬脚不高、行走缓慢、不稳,导致跌倒危险性增加。老年人股四头肌力量的减弱与跌倒之间的关联具有显著性。老年人骨质疏松会使与跌倒相关的骨折危险性增加,尤其是跌倒导致髋部骨折的危险性增加。

 ## 导致老年人跌倒的病理因素有哪些?

(1) 神经系统疾病　脑卒中、帕金森病、脊椎病、小脑疾病、前庭疾病、外周神经系统病变。

(2) 心血管疾病　直立性低血压、脑梗死、小血管缺血性病变等。

(3) 影响视力的眼部疾病　白内障、偏盲、青光眼、黄斑变性。

(4) 心理及认知因素　老年痴呆症(尤其是阿尔茨海默型)、抑郁症。

(5) 其他　晕厥、眩晕、惊厥、偏瘫、足部疾病及足或脚趾的畸形等都会影响机体的平衡功能、稳定性、协调性,导致神经反射时间延长和步态紊乱。感染、肺炎及其他呼吸道疾病、血氧不足、贫血、脱水以及电解质平衡紊乱均会导致机体的代偿能力不足，常使机体的稳定能力暂时受损。老年人泌尿系统疾病或其他因伴随尿频、尿急、尿失禁等症状而匆忙去洗手间，排尿性晕厥等也会增加跌倒的危险性。

 ## 服用哪些药物可导致老年人跌倒？

研究发现，服药、药物的剂量以及复方药都可能引起跌倒。很多药物可以影响人的神志、精神、视觉、步态、平衡等而引起跌倒。可能引起跌倒的药物包括：

（1）精神类药物　抗抑郁药、抗焦虑药、催眠药、抗惊厥药、镇静药。

（2）心血管药物　抗高血压药、利尿药、血管扩张药。

（3）其他　降糖药、非甾体抗炎药、镇痛药、多巴胺类药物、治疗帕金森病的药物。

 ## 导致老年人跌倒的心理因素有哪些？

沮丧、抑郁、焦虑、情绪不佳及其导致的与社会的隔离均增加跌倒的危险。沮丧可能会削弱老年人的注意力，潜在的心理状态混乱也和沮丧相关，都会导致老年人对环境危险因素的感知和反应能力下降。另外，害怕跌倒也使行为能力降低，行动受到限制，从而影响步态和平衡能力而增加跌倒的危险。

 ## 导致老年人跌倒的环境因素有哪些？

昏暗的灯光；湿滑、不平坦的路面；在步行途中的障碍物；不合适的家具高度和摆放位置；楼梯台阶；卫生间没有扶栏、把手等都可能增加跌倒的危险。不合适的鞋子和行走辅助工具也与跌倒有关。室外的危险因素包括台阶和人行道缺乏修缮，雨雪天气、拥挤等都可能引起老年人跌倒。

 ## 导致老年人跌倒的社会因素有哪些？

老年人的教育和收入水平、卫生保健水平、享受社会服务和卫生服务的途径、室外环境的安全设计，以及老年人是否独居、与社会的交往和联系程度都会影响其跌倒的发生率。

 ## 哪些药物可能增加老年人跌倒的风险？

下列八类药品服药后会影响到血压、意识、视觉、平衡力等，从而增加跌倒风险。药物口服后 30～60 分钟是跌倒的高风险期。

（1）降血压药物　代表药物有美托洛尔、特拉唑嗪、氨氯地平等。在服降压药时，最常发生的是眩晕、晕厥和短暂意识丧失等中枢神经系统症状，从而导致跌倒的发生率增高。究其根本，主要因为降压药改变人体血流动力学，导致直立性低血压。

（2）降糖药物　代表药物有二甲双胍、格列本脲、格列吡嗪等。降糖药可不同程度地影响意识、精神、视觉、平衡等，且有导致低血糖的可能，使服药者跌倒风险增加。

（3）抗精神病药物　代表药物有氯氮平、奋乃静等。这类药物长期使用时，易导致共济失调，可引起头晕、反应迟缓、眩晕和直立性低血压等不良反应，是引起跌倒的主要危险之一。

（4）抗抑郁药　代表药物有氟哌噻吨美利曲辛（黛力新）、氯西汀（百优解）、文拉法辛（博乐欣）等。这类药物阻断 α 受体和增加 5-羟色胺而影响血压和睡眠，阻断 M 受体引起视物模糊、睡意、震颤、头昏眼花、直立性低血压、意识混乱，也被认为是服药者跌倒的重要危险因素。

（5）抗癫痫药物　代表药物有苯妥英钠、苯巴比妥、苯二氮䓬类药物（如地西泮、氯硝西泮、劳拉西泮等）、丙戊酸钠、卡马西平等。该类药物易引发眩晕、视物模糊、共济失调等不良反应，影响平衡功能和步态，导致跌倒。

（6）利尿药物　代表药物有氢氯噻嗪、呋塞米等。这类药物在发挥利尿作用的同时，患者可因机体短时间内丢失大量体液和电解质，出现嗜睡、乏力、头昏、站立行走不稳而跌倒。

（7）镇痛药物　代表药物为阿片类药物。镇痛药可降低警觉或抑制中枢神经系统；同时镇痛药除镇静外，尚有肌肉松弛的作用。老年人服药后，尤其容易出现昏沉、神经运动功能减低、步态不稳，容易发生跌倒。起床、上厕所时是跌倒的高风险期。

（8）氨基糖苷类抗菌药物　代表药物有阿米卡星等。这类药品可干扰前庭正常功能，增加跌倒的风险。

##  老年人怎样才能预防和减少因药物因素导致的跌倒？

服用易致跌倒药物后，动作宜缓慢，用药 1 小时内尽量不要外出；减少不合理用药，杜绝不遵医嘱而随意增加用药剂量与种类；凡能引起跌倒的药物应从小剂量开始给药，缓慢增量，密切观察与适应；切忌乱服药，就诊或购药时，需告知医师正在服用哪些药物，避免重复拿药，尽可能避免同时服用多种易导致跌倒的药物。

## 老年人常见的意外跌倒姿势有哪几种？

　　（1）仰天摔跌　会头部着地，可能出现头部外伤，发生颅内血肿。头颅损伤当场可能出现神态变化、剧烈呕吐、耳鼻出血；也可能当时清醒如常，数天甚至数月后再出现剧烈头痛、呕吐、抽搐、昏迷。头部或臀部着地，出现头痛、呕吐者更要引起重视。

　　（2）臀部着地　易发生髋部股骨颈骨折，可能间接外力冲击引起腰椎压缩性骨折。这时会局部剧烈疼痛。有些老年人痛觉不敏感，骨折两端成角相嵌，甚至还可起立行走，但出现跛行。

　　（3）向前扑倒　老年人摔跌时如向前扑倒，常可引起股骨骨干、髌骨及上肢前臂骨折，局部疼痛、肿胀、功能障碍，甚至出现创口。

 ## 老年人如何评估跌倒风险？

　　首先回顾一下在最近一年内有没有发生过跌倒，发生了几次；是否有对跌倒的恐惧感；走路的步态是否平衡、连贯，步速是否和平常一样；有无骨质疏松；有无视力障碍；有无尿失禁；有无认知功能障碍；有无居家环境的危险因素；有无使用容易导致跌倒的药物；老年人的衣服鞋袜是否合适等等。

 ## 预防跌倒，老年人自己可以采取哪些措施？

　　老年人可以根据自己的具体情况，纠正不健康的生活方式和行为，规避或消除环境中的危险因素，增强防跌倒意识，加强防跌倒知识和技能的学习，防止跌倒的发生。具体的措施如下：

　　（1）坚持参加规律的体育锻炼　进行体育锻炼以增强肌肉力量、柔韧性、协调性、平衡能力、步态稳定性和灵活性，从而减少跌倒的发生。适合老年人的运动包括太极拳、散步等。其中，太极拳是我国传统的健身运动，研究发现，练习太极拳可以将跌倒的机会减少一半。它除对人的呼吸系统、神经系统、心血管系统、骨骼系统等有良好作用外，还是老年人保持平衡能力最有效的锻炼方式之一。

　　（2）合理用药　请医师检查自己服用的所有药物，按医嘱正确服药，不要随意乱用药，更要避免同时服用多种药物，并且尽可能减少用药的剂量，了解药物的副作用，注意用药后的反应，用药后动作宜缓慢，以预防跌倒的发生。

　　（3）选择适当的辅助工具　使用合适长度、顶部面积较大的拐杖。将拐杖、助行器及经常使用的物件等放在触手可及的位置。

　　（4）熟悉生活环境　道路、厕所、路灯以及紧急时哪里可以获得帮助等。

　　（5）衣服要舒适　尽量穿合身、宽松的衣服。鞋子要合适，鞋对于老年人而言，在保持躯体的稳定性方面有十分重要的作用。老年人应该尽量避免穿高跟鞋、拖鞋、鞋底过于柔软以及穿着时易于滑倒的鞋。

（6）调整生活方式　避免走过陡的楼梯或台阶，上下楼梯、如厕时尽可能使用扶手；转身、转头时动作一定要慢；走路保持步态平稳，尽量慢走，避免携带沉重物品；避免去人多及湿滑的地方；使用交通工具时，应等车辆停稳后再上下；放慢起身、下床的速度，避免睡前饮水过多以致夜间多次起床；晚上床旁尽量放置小便器；避免在他人看不到的地方独自活动。

（7）佩戴补偿设施　有视、听及其他感知障碍的老年人应佩戴视力补偿设施、助听器及其他补偿设施。

（8）防治骨质疏松　跌倒所致损伤中危害最大的是髋部骨折，尤其对于骨质疏松的老年人。因此，老年人要加强膳食营养，保持均衡的饮食，适当补充维生素 D 和钙剂；绝经期老年女性必要时应进行激素替代治疗，增强骨骼强度，降低跌倒后的损伤严重程度。

（9）避免爬高　将经常使用的东西放在不需要梯凳就能够很容易伸手拿到的位置。尽量不要在家里登高取物；如果必须使用梯凳，可以使用有扶手的专门梯凳，千万不可将椅子作为梯凳使用。

 # 预防老年人跌倒，家庭环境要达到哪些要求？

合理安排室内家具高度和位置，家具的摆放位置不要经常变动，日用品固定摆放在方便取放的位置，使老年人熟悉生活空间。

老年人的家居环境应坚持无障碍。移走可能影响老年人活动的障碍物；将常用的物品放在老年人方便取用的高度和地方；尽量设置无障碍空间，不使用有轮子的家具；尽量避免地面的高低不平，去除室内的台阶和门槛；将室内所有小地毯拿走，或使用双面胶带，防止小地毯滑动；尽量避免东西随处摆放，电线要收好或固定在角落，不要将杂物放在经常行走的通道上。

居室内地面设计应防滑，保持地面平整、干燥，过道应安装扶手；选择好地板打蜡和拖地的时间，若是拖地须提醒老年人等干了再行走，地板打蜡最好选择老年人出远门的时候进行。

卫生间是老年人进出最为频繁的场所，也是最容易受伤的地方，因此卫生间内的环境隐患需要受到特别关注。卫生间的地面应防滑，并且一定要保持干燥；由于许多老年人行动不便，起身、坐下、弯腰都比较困难，建议在卫生间内多安装扶手；卫生间最好使用坐厕而不使用蹲厕，浴缸旁和马桶旁应安装扶手；浴缸或淋浴室地板上应放置防滑橡胶垫。

老年人对于照明度的要求比年轻人要高 2～3 倍，因此应改善家中照明，使室内光线充足，这对于预防老年人跌倒也很重要。在过道、卫生间和厨房等容易跌倒的区域应特别安排"局部照明";在老年人床头放置容易伸手摸的台灯。

## 预防老年人跌倒,老年人的子女或其他照顾者还可以做些什么?

为老年人挑选适宜的衣物和合适的防滑鞋具;如家中养宠物,将宠物系上铃铛,以防宠物在老年人不注意时绊倒摔跤;没有自理能力的老年人,需要有专人照顾;如厕时要有人看护;帮助老年人选择必要的辅助工具;从心理上多关心老年人,保持家庭和睦,给老年人创造和谐快乐的生活状态,避免使其有太大的情绪波动;帮助老年人消除如跌倒恐惧症等心理障碍。

## 跌倒后老年人如何自己起身?

① 若背部先着地,应弯曲双腿,挪动臀部到放有毯子或垫子的椅子或床铺旁,然后使自己较舒适地平躺,盖好毯子,保持体温,如可能要向他人寻求帮助。

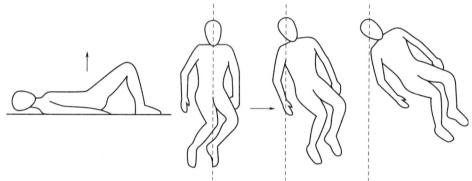

② 休息片刻,等体力准备充分后,尽力使自己向椅子的方向翻转身体,使自己变成俯卧位。

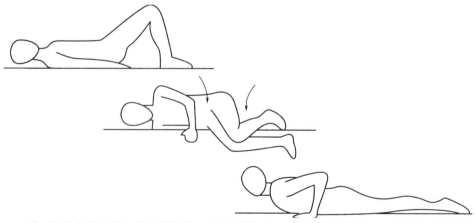

③ 双手支撑地面,抬起臀部,弯曲膝关节,然后尽力使自己面向椅子跪立,

双手扶住椅面。

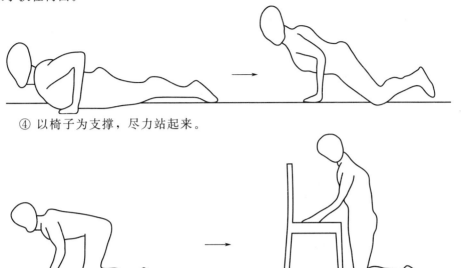

④ 以椅子为支撑，尽力站起来。

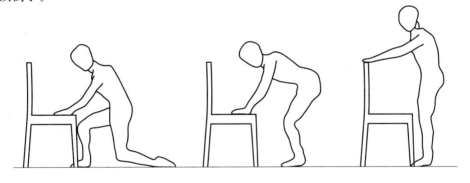

⑤ 休息片刻，部分恢复体力后，打电话寻求帮助——最重要的就是报告自己跌倒了。

 ## 发现老年人跌倒后怎样进行现场处理？

发现老年人跌倒，不要急于扶起，要分情况进行处理。

（1）意识不清　立即拨打急救电话；若有外伤、出血，立即止血、包扎；若有呕吐，将头偏向一侧，并清理口、鼻腔呕吐物，保证呼吸通畅；有抽搐，移至平整软地面或身体下垫软物，防止碰、擦伤，必要时牙间垫较硬物，防止舌咬伤，不要硬掰抽搐肢体，防止肌肉、骨骼损伤；如呼吸、心跳停止，应立即进行胸外心脏按压、口对口人工呼吸等急救措施；如需搬动，保证平稳，尽量平卧。

（2）意识清楚　询问老年人跌倒情况及对跌倒过程是否有记忆，如不能记起跌倒过程，可能为晕厥或脑血管意外，应立即护送老年人到医院诊治或拨打急救电话；询问是否有剧烈头痛，查看老年人有无口角歪斜、言语不利、手脚无力等提示脑卒中的情况，如有，不要随意搬动老年人，应立即拨打急救电话；若有外伤、出血，立即止血、包扎并护送老年人到医院进一步处理；查看有无肢体疼痛、畸形、关节异常、肢体位置异常等提示骨折情形，如无相关专业知识，不要随便搬动，以免加重病情，应立即拨打急救电话；检查询问有无腰、背部疼痛，双腿活动或感觉异常及大小便失禁等提示腰椎损害情形，如无相关专业知识，不要随便搬动，以免加重病情，应立即拨打急救电话；如老年人试图自行站起，可协助老人缓慢起立、坐、卧休息并观察，确认无碍后方可离开；如需搬动，保证平稳，尽量平卧休息；发生跌倒均应在家庭成员/家庭保健员陪同下到医院诊治，查找跌倒危险因素，评估跌倒风险，制定防治措施及方案。

 ## 如何处理跌倒后外伤？

（1）清创及消毒　表皮外伤，用生理盐水清洗创面。

（2）止血及消炎　根据破裂血管的部位，采取不同的止血方法。

①毛细血管：全身最细的毛细血管，擦破皮肤，血一般是从皮肤内渗出来的，只需贴上创可贴，便能消炎止血。

②静脉：在体内较深层部位，静脉破裂后，血一般是从皮肤内流出来的。必须用消毒纱布包扎，预防创面感染，必要时服用消炎药。

③动脉：大多位于重要的器官周围。动脉一旦破裂，血是呈喷射状喷出来，必须加压包扎后，急送医院治疗。

（3）扭伤及肌肉拉伤　扭伤及肌肉拉伤时，要将受伤处制动，可以冷敷减轻疼痛，在承托受伤部位的同时可用绷带结扎紧。

（4）骨折　骨折部位一般都有疼痛、肿胀、畸形、功能障碍等表现，骨折端刺破大血管时还可能会出现大出血。骨折或疑为骨折时，要避免移动伤者或伤肢，对伤肢加以固定与承托（有出血者要先止血后固定），使伤员在运送过程中不因搬运、颠簸而使断骨刺伤血管、神经，避免更多损伤，加重病情。

（5）颈椎损伤　跌倒时若头部着地可造成颈椎脱位和骨折，多伴有脊髓损伤、四肢瘫痪。必须在第一时间通知急救中心速来抢救。现场急救时，应让伤者就地平躺或将伤员放于硬质木板上，颈部两侧放置沙袋，使颈椎处于稳定状态，保持颈椎与胸椎轴线一致，切勿过伸、过屈或旋转。

（6）颅脑创伤　轻者为脑震荡，一般无颅骨骨折，有轻度头痛头晕，若昏迷则不超过30分钟。重者颅骨骨折可致脑出血、昏迷不醒。对颅脑创伤者，要分秒必争，通知急救中心前来及时救治。要保持安静卧床，保持呼吸道通畅。

 ## 怎样搬运跌倒后的老年人？

对于跌倒后骨折的老年人，正确搬运非常重要，若处理不当，往往会造成更大的伤害，甚至造成伤肢残废。另外，老年人大多患有冠心病、高血压病、糖尿病、慢性支气管炎等慢性疾病，一旦因骨折后长期卧床，这些疾病可能复发或加重，结果是骨折与慢性病互为影响，恶性循环。因此，骨折老年人的正确搬运尤为关键。一般来说，正确搬运的方法如下：无论骨折部位是否固定，都不能由一人背或抱，也不能由两人拉车式搬运，而应采用三人搬运法，即：三人并排单腿跪在老年人身体一侧，同时分别把手臂伸入其肩背部、腹臀部、双下肢的下面；尽量让老年人平躺搬运，始终让其身体保持水平位置；发生或怀疑颈椎损伤者应再有一人专门负责牵引、固定头颈部；注意搬运者动作的一致协调。在条件允许的情况下，还是应等待医务人员前来进行急救。

 ## 老年人怎样预防再次跌倒？

老年人应该预防再次跌倒。如多次出现跌倒，应想到由其他疾病引起的可能，及时去医院查明原因并治疗。如非疾病等可以改变的危险因素导致跌倒，积极采取相应的防范措施。对于需要辅助器具的老年人，鼓励其在康复师的指导下，选择适当的拐杖或助行器。指导老人少饮酒，不乱用药物，积极参与适合自己的活动与锻炼。

# 第二节　老年人噎呛

 ## 什么是老年人噎呛？

噎呛，常称为"噎食"和"食噎"，是指进食时，食物误入气管或卡在食管第一狭窄处压迫呼吸道，引起严重的呼吸困难甚至窒息。噎呛是老年人猝死的常见原因之一。因其临床表现与冠心病类似，且发生在进食时，故易被误诊而延误抢救的最佳时机。

 ## 老年人容易噎呛的原因有哪些？

（1）年龄因素　年龄是老年人发生噎呛的重要危险因素。资料显示，80岁以上老年人的噎呛发生率要高于80岁以下的老年人，表明年龄越大，发生噎呛的可能性越大。年龄因素与噎呛发生情况呈正相关。老年人随着年龄增加，咽喉黏膜、肌肉退行性变化或神经通路障碍，协调功能不良，减弱了防止异物进入气道的反射动作，容易发生噎呛。另外，随着年龄的增长，老年人所患基础疾病增多，尤其是神经系统、精神疾病和肺部疾病较多，服用药物增多，且发病后病情容易急剧加重，这些都是老年人易出现噎呛甚至窒息的重要因素。

（2）疾病因素　脑血管疾病、老年痴呆者噎呛的发生率最高，这与其存在不同程度的摄食、吞咽障碍有关；慢性阻塞性肺部疾病的老年人噎呛的发生率亦较高，可见噎呛与呼吸功能不全有关，喘息、咳嗽、多痰均可增加噎呛的可能。

（3）食物因素　引起噎食的食物依次为馒头、鸡蛋、排骨、汤圆等。煮鸡蛋、馒头、排骨水分少，不易咀嚼；而汤圆黏性较强，吞咽时均易引起哽噎。

（4）注意力下降　睡眠障碍、神志模糊、谵妄、痴呆、视力下降等导致老年人的注意力下降，从而影响老年人进食，易出现噎呛。

（5）体位因素　年老或行动不便的卧床者，平卧于床上进食，食管处于水平位，若进食干燥食物（如馒头、煮鸡蛋）或黏性食物（如汤圆、粽子），吞咽时食物易黏附在喉部引起梗阻。

（6）照顾者因素　生活不能自理的老年人需要陪护照顾。但一些照顾者对一些最基本的防噎呛常识不知道或存在错误概念。甚至有可能照顾者不负责任，照顾质量低下，再加上老年人自我防护能力差，均可导致噎呛的发生。

（7）其他　吞咽过快、进食过快、边进食边说话、饮酒过量、精神疲惫等。

##  老年人噎呛有哪些临床表现？

老年人进食时如果出现以下临床表现，考虑有噎呛的可能。进食时突然出现不能说话、欲说无声；进食时出现剧烈呛咳、咳嗽间歇有喘鸣音，欲用力咳嗽而咳嗽不出；不能呼吸，出现窒息性的痛苦表现，且常用手按住颈部；如果没有得到及时急救处理，会出现吸气性呼吸困难，严重者出现三凹征（胸骨上窝、锁骨上窝、肋间隙）、烦躁不安、水肿、眼结膜点状出血、皮肤、嘴唇和指甲发青、心律失常、甚至心跳、呼吸停止。

##  什么是三凹征？

"三凹征"是指呼吸极度困难，辅助呼吸肌如胸部及腹部的肌肉都强烈运动，以辅助呼吸活动。此时虽试图以扩张胸廓来增加吸气量，但因肺部气体吸入困难，不能扩张，致使在吸气时可见胸骨上窝、两侧锁骨上窝以及下部肋间隙均显凹陷，故称"三凹征"。此时亦可伴有干咳及高调吸气性喉鸣。常见于喉部、气管、大支气管的狭窄和阻塞。当伴随出现发绀、双肺湿啰音和心率加快时，提示左心衰竭。

##  噎食致呼吸道阻塞可分为哪三个阶段？

（1）噎食致呼吸道阻塞的早期表现　因大量食物积存于口腔、咽喉前部，阻塞气管，患者面部涨红，并有呛咳反射。由于异物吸入气管时，患者感到极度不适，大部分患者常有特殊的表现：不由自主地一手呈"V"字状紧贴于颈前喉部，表情痛苦。

（2）噎食致呼吸道阻塞的中期表现　食物卡在咽喉部，患者有胸闷、窒息感，食物吐不出，手乱抓，两眼发直。

（3）噎食致呼吸道阻塞的晚期表现　患者出现满头大汗、面色苍白、口唇发绀、昏倒在地，提示食物已误入气管；重者出现大小便失禁、鼻出血、抽搐、呼吸停止、全身发绀等。

 ## 哪些老年人容易发生噎食？

脑器质性精神病患者；老年人各种机体功能均已衰退；抗精神病药物的不良反应引起的咽喉肌群共济失调，吞咽肌群反射迟钝而发生吞咽困难者；震颤、流涎、肌肉强直、呆板、行动不便者；患者食欲亢进，不能自控，进食馒头等时大口吞咽或抢食，未经嚼细强行咽下者；暴饮暴食者；合并躯体疾病者，如糖尿病患者中饥饿感明显者；慢性病者、精神衰弱、身体虚弱，特别是咳嗽、说话困难无力者，卧床喂食者；做完电休克治疗待清醒过程饮食者；意识障碍者；其他原因造成吞咽困难，咽喉部反射、肌群活动协作不良者。

 ## 老年人噎呛的治疗原则有哪些？

（1）疏通气道　有饮食呛咳的老年人，床旁应备负压装置，当发生呛咳时，及时吸出口腔及咽部的食物残渣，保持呼吸道通畅。生命体征稳定者可进行体位引流，将气管或支气管中的误吸物引出。

（2）心肺复苏　心跳呼吸骤停老年人可借助气管插管或支气管镜吸出误吸物，并且反复进行肺灌洗、心肺脑复苏，当老年人发生心跳、呼吸骤停后应在疏通气道的同时立即进行心肺脑复苏。

（3）吞咽功能康复　对有吞咽功能障碍的老年人，进行吞咽功能锻炼或冰棉签刺激。

 ## 为什么要评估老年人的吞咽功能？

老年人进行正确的吞咽功能评估，可以有效地预防噎呛的发生。临床应用广泛的是洼田饮水试验。

 ## 什么是洼田饮水试验？

这是日本学者洼田俊夫提出的评定吞咽障碍的试验方法，具有分级明确清楚、操作简单的优点，临床应用广泛。它是评价患者吞咽功能的一种手段而非治疗方法，是通过评价试验时相关指标变化来判断患者吞咽功能从而指导其合理进食的方法。

 ## 洼田饮水试验的具体方法有哪些?

嘱患者端坐，喝下 30 毫升温开水，观察所需时间和呛咳情况。

(1) 一级（优）　能顺利地一次将水咽下。

(2) 二级（良）　分两次以上，能不呛咳地咽下。

(3) 三级（中）　能一次咽下，但有呛咳。

(4) 四级（可）　分两次以上咽下，但有呛咳。

(5) 五级（差）　频繁呛咳，不能全部咽下。

 ## 洼田饮水试验怎么评定?

(1) 正常　一级，5 秒之内（无噎呛）。

(2) 可疑　一级，5 秒以上或二级（可能发生噎呛）。

(3) 异常　三～五级（发生噎呛）。

 ## 洼田饮水试验有哪些注意事项?

专人负责；做饮水试验时，不要告诉患者，以免其紧张，影响试验分级。测试者给患者喂水时，剂量要准确，并根据患者平时呛咳的情况决定喝水的方法，以免给患者造成不适感或引起不必要的误吸。

 ## 老年人噎呛的预防措施有哪些?

(1) 选择合适的食物　避免进食有鱼刺、骨头等容易噎呛的食物；避免食用年糕等黏性较强的食物；避免食用过冷或过热的食物；避免过量饮酒；尽量不吃或少吃颗粒状食物以及其他零食；对于吞咽困难的老年人，给予半流质饮食，必要时可使用胃管；对偶有呛咳的老年人，合理调整饮食的种类，以细、碎、软为原则，温度适宜。

(2) 进食方法得当　喂饭时，要和蔼可亲、不急不躁，动作要轻；每勺饭量不要太多，速度不宜太快，要给老年人充足的时间进行咀嚼和吞咽，不要催促老年人；对一些口唇不能紧闭、颊肌收缩无力的老年人，将调拌后的食物直接放于舌根附近，等待咽下后再喂下一口。鼓励老年人进食要细嚼慢咽，出现恶心、呕吐、频繁呛咳反应时，要暂停进食。老年人进餐时，注意力要集中，进食过程中尽量减少与之交谈，不要边看电视边进餐。

(3) 保持正确的进食体位　老年人进食时，尽量采取坐位、上身前倾 15 度；

长期卧床无力坐起者，可将床头抬高至 60 度。进餐前先活动咽喉部（即低头和慢慢地最大幅度仰头 10～15 次，或用手轻轻地按摩咽喉部 5～10 分钟），再喂食。进食以后至少等半小时再放低床头。

（4）口部肌肉训练　吃东西所用的肌肉与说话所用的肌肉是一样的，因此咀嚼食物也是一种口部肌肉训练的方式。

（5）面部肌肉运动　皱眉、鼓腮、露齿、吹哨、呲牙、张口、咂唇等。

（6）舌肌运动　伸舌，使舌尖在口腔内左右用力顶两颊部，并沿口腔前庭沟做环转运动。

（7）软腭训练　张口后医师用压舌板压舌，用棉签于软腭上做快速摩擦，以刺激软腭，嘱患者发"啊、喔"声，使软腭上抬，利于吞咽。

 ## 老年人进食时要注意什么？

老年人如有呛咳必须停止进食，待呼吸平稳无呛咳后再进食。如有呛咳，继而有呼吸困难，可能发生噎食了，要抓紧寻求帮助和急救。

 ## 老年人噎呛的正确处理方法有哪些？

（1）现场急救　成功的关键是及时发现，争分夺秒，就地抢救，方法得力，措施得当。首要的任务是打开气道，及时解除呼吸道阻塞。

（2）早期　当发现患者噎食就地抢救，立即用手抠出口内积存食物，对意识清楚的患者，可鼓励其咳嗽或吐出食物；当发现患者阻塞物为易碎的食物如馒头、面包等，抠出的同时可将患者倒转，用手叩击其背，使其滑出。

（3）中期　立即用汤匙柄或手指刺激咽喉部催吐或置患者侧卧位，头低 45 度，拍击胸背部，协助患者吐出食物。急救者站在患者身后，从身后抱住患者腰部，患者上身前倾，急救者双手掌相握，掌心放在患者腹部，双手在患者腹部向内向上提压，反复进行，利用膈肌向上的冲击力可将食物推出气管。

（4）窒息状态　就地将患者置于侧卧位，用单手或双手在患者腹部向胸部上方推压，反复进行，也是利用膈肌向上的冲击力，将食物推出气管。

（5）患者严重窒息　可采取紧急处理的方法，将患者置平卧位，肩胛下方垫高，颈部伸直，摸清环状软骨下缘和环状软骨上缘的中间部位，即环甲韧带（在喉结下），稳准地刺入一个粗针头（12～18 号）于气管内，暂缓缺氧状态，以争取时间进行抢救，必要时配合医师行气管切开术。

 ## 窒息抢救有哪六个要点？

一喊：喊患者，了解意识情况，喊其他人来帮助。

二掏：从患者口腔掏取异物，尽可能保持呼吸道通畅。

三拍背：尽快让患者低头弯腰拍其背部，促使异物排出。

四挤：根据情况，尽快挤压胸部、腹部冲击救护。

五吸：必要时吸痰、吸氧。

六体征：注意观察患者生命体征。

 ## 窒息抢救成功后该怎么办？

有可能发生吸入性肺炎，注意观察生命体征。应定时给患者变换体位、叩背，协助患者咳出气管内的残留食物及分泌物，患者在清醒的情况下应给予安慰及心理护理。如患者做气管切开术，应做好气管切开后的护理。

 ## 什么是吸入性肺炎？

吸入性肺炎指意外吸入酸性物质，如动物脂肪、食物、胃内容物以及其他刺激性液体和挥发性的碳氢化合物后，引起的化学性肺炎。严重肺炎者可发生呼吸衰竭或呼吸窘迫综合征。胸部 X 线显示于吸入后 1～2 小时即能见到两肺散在不规则片状边缘模糊阴影，肺内病变分布与吸入时体位有关，常见于中下肺野，右肺较为多见。正常人由于喉保护性反射和吞咽的协同作用，一般食物和异物不易进入下呼吸道，即使误吸少量液体，亦可通过咳嗽排出。

 ## 为什么老年人易患吸入性肺炎？

因为老年人反应性差，身体各器官协调出现异常，更易发生吸入性肺炎。老年人脑血管障碍者多，便会导致吞咽反射、咳嗽反射障碍，不能排除进入气道的异物而引起误吸。对卧床不起的老年人，无论是住在医院或家中，护理者大都忙于照顾其日常饮食、排泄及体表卫生，很少顾及到口腔卫生。而且老年人日常生活适应力、免疫力逐步下降，口腔的自净能力也随之减弱，由于不良的口腔卫生状况、不洁的假牙、龋洞和牙周间隙的感染，口腔往往成为种种病菌的密集场所，极易引发肺炎和支气管炎。

# 第三节　老年人烧伤、烫伤

 ## 什么是老年人烧伤、烫伤？

老年人烧伤是指 60 岁以上人群的由热力（包括热液、蒸汽、高温气体、火焰、

电能、化学物质、放射线、灼热金属液体或固体等）导致的组织损害。主要是指皮肤和（或）黏膜的损害，严重者也可伤及其皮下组织。热液、蒸汽所致之热力损伤称为烫伤；火焰、电流等引起者称为烧伤。

# 老年人烧伤、烫伤的危害有哪些？

根据烧伤的性质、程度和部位，患者可有局部疼痛、皮肤红肿、水疱、破损等。重症患者可有伤处皮肤炭化形成焦痂，并可有呼吸困难、休克及昏迷等。

# 哪些原因可以造成老年人烧伤、烫伤？

（1）生理因素　老年人皮肤厚度逐渐变薄，裸露部位的皮肤尤为明显；老年人皮肤毛细血管减少，皮肤的体温调节功能下降；皮肤神经末梢的敏感性下降，对疼痛刺激的回避反射减弱，感觉相对迟钝。

（2）病理因素　患有糖尿病、周围神经病变、脉管炎、脑血管等疾病的老年人痛温觉减退，沐浴或泡脚时，水温过高，容易导致烫伤。

（3）环境因素　老年人黑色素细胞不断减少，对有害射线的抵抗力降低，在烈日下暴晒，皮肤容易晒伤。

（4）治疗因素　使用药物热疗方法不当容易导致老年人出现烫伤，使用烤灯等热疗仪器如体温设置、距离调节不当，很容易导致老年人治疗部位出现烫伤。

（5）照顾因素　老年人生活自理能力下降，常需要人照顾，取暖用品、暖水瓶、微波炉、热水、热汤等使用不当，家属或照顾者未及时发现异常情况，都容易造成烫伤。

# 老年人烧伤、烫伤怎么分类？

（1）普通烧伤　普通烧伤也被称为热力烧伤或热烧伤，是指高温物质对人造成的伤害。超过45℃的热源即可引起皮肤烧伤。高温物质包括火、热气、热的液体和固体等等，这是我们生活中较常发生的烧伤。

（2）特殊烧伤　烧伤往往不是由温度差异造成的，它分为三类：

① 化学烧伤：化学物质如酸、碱、磷及化学武器对人造成的伤害。

② 电烧伤：指电流通过人体时，高电阻造成的局部皮肤灼伤。

③ 放射性烧伤：是指放射性物质，如X线、核泄漏等造成的烧伤。

# 老年人烧伤、烫伤按病变的深浅怎么分类？

（1）Ⅰ度　病变最轻，烧伤伤及表皮，造成皮肤局部红斑，轻度红肿，无水疱形成，常于短期内（3～5 天）脱屑痊愈，不遗留瘢痕。

（2）浅Ⅱ度　烧伤伤及表皮及真皮浅层，以创面水疱形成为主要特点，创面基底红润，渗出较多，痛觉敏感，一般经过 1～2 周后愈合，亦不遗留瘢痕。有时有较长时间的色素改变。

（3）深Ⅱ度　烧伤伤及真皮深层，可形成小水疱，创面基底红白相间，痛觉略迟钝，愈合后多遗留瘢痕。如无感染，愈合时间一般需 3～4 周；如发生感染，不仅愈合时间延长，严重时可将皮肤附件或上皮小岛破坏，创面须植皮方能愈合。

（4）Ⅲ度　烧伤伤及皮肤全层，创面苍白或焦黄炭化、干燥，呈皮革样，可见粗大栓塞的树枝样血管网，痛觉消失。

（5）Ⅳ度　烧伤深及肌肉、骨骼、内脏器官等。早期，深在的Ⅳ度损伤往往被烧损而未脱落的皮肤遮盖，临床上不易鉴别。由于皮肤及其附件全部被毁，创面已无上皮再生的来源，创面修复必须依赖于植皮及皮瓣移植，严重者须行截肢术。

 ## 老年人烧伤、烫伤按面积怎么分类？

（1）轻度　总面积在 10% 以下的Ⅱ度烧伤。

（2）中度　总面积在 11%～30% 或Ⅲ度烧伤面积在 10% 以下的烧伤。

（3）重度　总面积在 31%～50% 或Ⅲ度烧伤面积在 11%～20%，或总面积不超过 31%，但有下列情况之一者：全身情况严重或有休克者，有复合伤或合并伤（如严重创伤、化学中毒等），有中、重度吸入性损伤者。

（4）特重　总面积在 51% 以上或Ⅲ度烧伤面积在 21% 以上者。

 ## 老年人烧伤、烫伤怎么进行简单评估？

（1）一般情况评估　评估老年人的年龄、性别、意识状态、视力、肢体感觉、生活自理能力、末梢循环情况及全身皮肤情况。老年人既往是否发生过烧伤与烫伤，次数及当时的情况。评估引起烧伤与烫伤的疾病及危险因素。了解老年人的生活方式及被照顾的方式，了解他们的心理状况及老年人和照顾者对烧伤与烫伤的认知程度。

（2）取暖物品评估　评估老年人的取暖物品的质量、性能、注意事项。评估老年人对取暖物品及其使用方法的认知程度。

（3）治疗物品评估　评估老年人使用的治疗仪器如烤灯等的温度、距离等。评估老年人药物性热疗的使用情况。

 ## 老年人如何预防烧伤、烫伤？

（1）加强预防烧伤、烫伤知识的宣教，提高防护意识　向老年人讲解烧伤、烫伤的防护知识，发生烧伤、烫伤的严重性，并提醒老年人纠正一些不良的生活习惯，提高安全防护意识，做到早期防范，将隐患消灭在萌芽中。这是避免老年人烧伤、烫伤发生的最有效方法。

（2）制定合理的防护措施　对于不能自理、独居和患有各种慢性疾病的老年人，需家属及陪护人员专人照顾；对于糖尿病足造成感觉障碍的，不要靠近热源，如热炕、电暖气、火炉子等，否则可能造成严重烧伤；行动不便的老年人严禁吸烟，不要在附近存放火柴、打火机等，要经常检查其身边，以防从他人手中获取而引发火灾；家中自行取暖的暖气，要定时加水，及时放气，以防爆炸；不要使用电褥子取暖，各种热液存放远离老人。

（3）关爱老年人，改善居住环境　烧伤老年人以农村居多，居住环境差，自行取暖、引火，由于行动迟缓，起火时不能脱离而造成烧伤。有条件的子女要改善老年人的居住环境，说服老年人不服老、怕给儿女添麻烦的心理。如到城里或到敬老院居住，不让老年人独居。实行 24 小时连续看护。

（4）积极治疗各种慢性病　各种慢性病常常导致老年人反应能力下降，逃生能力差，老年人的残疾因素以及各种基础疾病在不同程度上直接或间接导致了烧伤、烫伤的发生。因此，积极治疗老年人的各种疾病，可不同程度地预防烧伤、烫伤的发生。

 # 冬季取暖时老年人应注意什么？

不推荐老年人选择小太阳取暖器，因为它属于局部加热，离得远便没有效果，取暖效果一般。此外，老年人皮肤敏感度降低，离小太阳取暖器过近，时间长了容易造成烫伤。床单等用品离得过近，时间长了也容易引燃，发生危险。

电暖风虽然小巧，价格便宜，加热效果也不错，但因为有噪声，也不适合老年人使用。

最好选择带有遥控设计的取暖器。

红外线取暖设备发射远红外线电波，柔和，适合老年人使用，尤其是老年人多数腰腿不好，可以借助红外线取暖设备烤烤腰腿。

每天晒一会儿太阳本是好事，因为适当晒太阳有利于机体对钙质的吸收，但晒太阳也有个度，如果时间过长则对身体有害无益了。因为日晒过长会损伤皮肤，破坏人体的自然屏障，使大气中有害的化学物质、微生物侵袭人体，还可诱发许多疾病。

由于大多数老年人怕冷，在睡觉时都喜欢贴身使用热水袋，或让电热毯把被窝烤得热热的以驱寒取暖，这样常常会造成皮肤红斑或烫伤。一般室温 18～25 摄氏度时是人体适宜温度，就无需用其他方式来加温取暖。如果长时间使用电热毯，没有恒温保险装置就很容易导致老年人睡眠中皮肤被烧伤、烫伤。长时间使用电热毯，若发生断裂容易造成火灾，一旦出现破损不要随意拆卸，最好停止使用。电热毯不能够折叠使用，如果折叠使用，会导致温度过高，造成火灾；也不能在钢丝床和沙发床上使用电热毯；在使用过程中不要在电热毯上堆很多的衣物，这样会影响电热毯的散热，散热不好，局部温度过高，也会造成电热毯起火；在使用电热毯时要先进行检查，查看有没有打褶的地方。

 ## 如何防热水袋取暖烫伤？

一定要选择正规厂家生产的、有合格证的热水袋或暖手宝。在使用热水袋时，一定要把盖拧紧，防止热水流出烫伤。水温不宜太高，水温较高时，最好在睡前放在被窝里，睡时再取出。如果睡觉时放于脚下，要用毛巾将热水袋包上几层，不能直接接触皮肤。老年人更要注意不要直接用高温热水袋取暖。截瘫和糖尿病患者因末梢循环障碍，神经功能受损，对热和痛的感觉迟缓，如果长时间热力作用于一个部位，非常容易发生烫伤。

 ## 如何防热水泡脚烫伤？

冬天用热水泡脚有益于改善血液循环，对身体大有裨益。但是，泡脚的时间不要太长、水温不要太高。泡脚的水温以 30～40 摄氏度为宜，泡脚的时间 15～30 分钟即可。特别是糖尿病患者和老年人，由于末梢感觉不是很敏感，等到感觉水温烫时，可能早就已经烫伤了，因此，尤其需要注意水温。测试水温时，要用手，不要用脚。

 ## 如何防取暖器取暖烫伤？

冬天使用取暖器时，应以感觉到温暖的距离为宜。如果感觉到皮肤发热发烫，说明距离太近，就有被烫伤的危险。此外，最好间断使用，而且一定要避免对着吹，要经常变换取暖器的位置，不然很容易引起局部烫伤。

 ## 如何防贴"暖宝宝"烫伤？

老年人可使用保暖贴（俗称"暖宝宝"）来保暖。在贴好暖宝宝之后，温度会持续上升。使用暖宝宝要选择质量比较好的，不能直接接触皮肤，最好能多隔几层衣服。不宜贴过长时间，最好每隔一段时间揭下来换个部位再贴。此外，切忌贴着暖宝宝睡觉，因为长时间的热力作用于一个部位，非常容易引起皮肤烫伤。皮肤容易过敏的人尽量不使用这样的取暖方式。

 ## 老年人烧伤、烫伤后如何自我急救？

（1）发生烧伤、烫伤后，立即去除伤因，迅速脱离现场。

（2）冷水长时间冲洗或浸泡伤处，不要急于脱掉贴身衣服，应迅速用冷水冲洗，等冷却后才可小心地将贴身衣服脱去，以免撕破烫伤后形成的水疱，同时呼救。

（3）保护创面，用干净清洁的毛巾或床单等覆盖受伤处。

（4）尽快到医院检查治疗。

 ## 老年人轻度烧伤、烫伤应怎样处理？

应立即将伤口处浸在凉水中进行"冷却治疗"，它有降温、减轻余热损伤、减轻肿胀、镇痛、防止起泡等作用，如有冰块，把冰块敷于伤口处效果更佳。"冷却"30分钟左右就能完全镇痛。随后用烫伤膏涂于烫伤部位，这样只需3～5天便可自愈。（注意："冷却治疗"在烧伤、烫伤后要立即进行，如过了5分钟后才浸泡在冷水中，则只能起镇痛作用，不能保证不起水疱，因为这5分钟内烧烫的余热还继续损伤肌肤。）

如果烧伤、烫伤部位不是手或足，不能将伤处浸泡在水中进行"冷却治疗"时，则可将受伤部位用毛巾包好，再在毛巾上浇水，用冰块敷效果可能更佳。

如果穿着衣服或鞋袜部位被烫伤，千万不要急忙脱去被烫部位的鞋袜或衣裤，否则会使表皮随同鞋袜、衣裤一起脱落，这样不但痛苦，而且容易感染，延长病程。最好的方法就是马上用食醋（食醋有收敛、散疼、消肿、杀菌、镇痛作用）或冷水隔着衣裤或鞋袜浇到伤处及周围，然后才脱去鞋袜或衣裤，这样可以防止揭掉表皮，以免发生水肿和感染，同时又能镇痛；接着，再将伤处进行"冷却治疗"；最后涂抹烫伤膏便可。

 ## 老年人重度烧伤、烫伤应怎样处理？

烧伤、烫伤者经"冷却治疗"一定时间后，仍疼痛难受，且伤处长起了水疱，这说明是Ⅱ度烧伤、烫伤。这时不要弄破水疱，要迅速到医院治疗。对Ⅲ度烧伤、烫伤者，应立即用清洁的被单或衣服简单包扎，避免污染和再次损伤，不要在创伤面涂擦药物，保持清洁，迅速送医院治疗。需要注意的是，烧伤后不要惊慌，切忌站立喊叫或跑步呼救，以防增加头面部及呼吸道的损伤，加重伤情。如果伤势严重，应迅速拨打急救电话。

 ## 老年人烧伤、烫伤可以自己选用"外用药"吗？

在日常生活中，火焰烧伤和热水、热油等热液烫伤最为常见。急诊室医师常常发现，人们会错误地在烧伤、烫伤的创面上涂牙膏、鸡蛋清甚至食盐、酱油、碱面、汞溴红（红药水）等非正规烧伤、烫伤"外用药"。牙膏是用来刷牙的，并不是药品。此外，牙膏有许多种，有的是酸性，有的是碱性，还有些具有很强的刺激性。随意地将牙膏、酱油等涂在创面上，还可能侵蚀创面、加重损伤。乱涂汞溴红甚至还会导致中毒。汞溴红是以前医院常用的外伤用药水，但只限于小面积的创伤，因为它的成分为有机汞，具有高度的脂溶性及扩散性，被吸收后易导致中毒，轻者表现为记忆力减退、头晕、头痛、失眠、恶心呕吐等，重者表现为兴奋、语无伦次、惊叫、肢体震颤、心率快、消化道出血、肾功能不全甚至肾衰竭。因此，老年人烧伤、烫伤不能擅自使用外用药。

## 老年人烧伤、烫伤如果自行用药会造成哪些不良后果？

（1）加深创面。
（2）未经消毒容易造成创面感染。
（3）有颜色的外用药物会影响医师对创面大小和深度的判断。

## 如何判断烧伤、烫伤的伤情？

烧伤、烫伤面积越大，人体受到的损伤越严重。烧伤、烫伤越深，对局部组织的破坏越严重。人体不同的部位其重要性也不尽相同，如头面部、颈部和呼吸道等处，若被烧伤则较严重。手关节等活动部位被烧伤、烫伤，易造成活动障碍。发生烧伤、烫伤时如果合并有其他损伤如骨折等，恢复比较困难。老年人发生烧伤、烫伤后反应比较严重，在治疗上也较困难。对于上述情况的烧伤、烫伤，应赶紧用被单盖在伤处，尽快送到医院请专业医生处理。

## 烧伤、烫伤急救时有什么误区？

（1）烧伤、烫伤后用自来水冲洗会引起感染　自来水的清洁程度已经相对较高了，处理完毕后再到医院进行消毒处理，这样可以减轻烧伤、烫伤的程度，也不会发生感染。

（2）烧伤、烫伤后用甲紫（龙胆紫、紫药水）或汞溴红涂抹　烧伤、烫伤后切忌用紫药水或红药水涂抹，以免影响医师观察创面的变化。

（3）烧伤、烫伤后外抹牙膏、酱油和菜油等保护患处　这些东西会遮盖患处，不利于医师观察和处理，特别是酱油含盐，使组织细胞脱水，加重损伤。

（4）烧伤、烫伤后感觉不痛是病情轻的表现　恰恰相反，损伤到皮肤表层和中层时，神经细胞很敏感，所以疼痛明显。当伤及皮肤深层时，疼痛也不再剧烈，病情反倒很严重。

## 老年人烧伤、烫伤后应怎样选择饮食？

老年人烧伤、烫伤后一般主张多吃高蛋白的食物如鸡蛋、肉类；多喝水；少吃辛辣刺激食物，如辣椒、姜、蒜等。中医认为，过食脂肪类食物，易生痰湿，不利于创面的愈合。因此，宜食用易消化吸收的含不饱和脂肪酸的植物油，如花生油、豆油、香油等，但也要求适量摄入，不能过多。

 # 中医治疗老年人烧伤、烫伤有何外用药方？

中药制剂在临床上多用于局部烧伤创面的治疗，其在创面愈合时间和瘢痕发生率等方面明显优于西药，而且大多数中药制剂里含有镇痛成分，无需额外使用镇痛药物，可避免产生阿片类镇痛药物依赖性。

中药治疗烧伤、烫伤以清热解毒、活血消肿、敛创生肌三类为主，常用药有黄芩、黄连、黄柏、大黄、紫草、地榆、冰片、石膏、白芷、乳香、没药、当归、生地、罂粟壳、煅龙牡等。

（1）外用膏剂　是烧伤、烫伤治疗当中应用最为广泛的剂型之一。因其富有黏性，外敷患处，既可避免外来刺激和细菌感染，又可消炎止痛，改善局部血液循环，有利于创面组织的修复和再生，适用于各种烧伤创面。美宝湿润烧伤膏以黄连、黄柏、黄芩、地龙和罂粟壳为主药，具有清热解毒、收敛生肌、镇痛等功效，能迅速镇痛，防止创面感染。但是由于油性较强，创面很难处理，影响换药时创面的清洁、敷药。京万红软膏由地榆、栀子、大黄、穿山甲、冰片等中药组成，具有活血解毒、消肿镇痛、去腐生肌的功效，临床主要用于Ⅰ度和浅Ⅱ度烧伤的治疗。

（2）外用散剂　是将药材粉末直接敷于患处或将药材粉末与植物油混合调成糊状敷于患处，对创面处有渗出者效果较好。玻璃酸散剂能均匀黏附在烧伤、烫伤皮肤表面，形成一层疏松隔离层，透气性好，可吸收创面渗出液，能有效保障和封闭创面，具有抑制瘢痕组织生成及加速创面愈合的功能。但散剂存在创面占位、污染创面、结痂太厚、不利观察的缺点。

（3）外用酊剂　是用不同浓度的乙醇作溶剂，在使用上易于观察创面变化，但是酊剂对创面刺激大，仅适用于Ⅰ度以下、表皮完整的烧伤、烫伤创面。复方榆黄酊具有抗炎、抑菌、抗感染、改善创面组织结构及促进烧伤、烫伤创面愈合等功效，不良反应较小。

（4）外用油剂　是以油作基质，将药材放入油中炸到一定程度，去渣留油，使用时将油直接涂抹于创面上，润滑效果好，无黏着感，对创面的刺激性小，适用于面部、四肢小面积烧伤、烫伤及儿童患者。紫草油具有促进组织再生、抗菌消炎、止痛、抑制渗出等功效，能够参与组织修复，加快组织再生和愈合速度。由于用油作为基质，对创面刺激性小，油剂本身有滋润、营养皮肤作用，利于创面自身修复。

（5）外用贴剂　是指药物与适宜的高分子材料制成的一种薄片状贴膏剂。药物从贴剂中缓慢释放，可延长作用时间，减少用药次数。美宝疮疡贴，含有黄芩、黄柏、黄连、香油等成分，对伤处无感染，瘢痕形成的面积较小，且表浅。

（6）外用涂膜剂　是指药物经适宜溶剂和方法提取或溶解，与成膜材料制成的供外用涂抹的液体制剂。涂膜剂用后能够在创面外形成薄膜，保护创面，防止细菌入侵，而且不污染衣物，使用方便。复方白及涂膜剂，含有白及胶、醋酸氯己定、冰片、黄柏、虎杖等成分，可缩短脱痂天数，在促进创面愈合方面有显著作用。

（7）外用气雾剂与喷雾剂　气雾剂是指药材提取物或药物细粉与适宜的抛射剂装在具有特殊装置的耐压容器中，使用时借助抛射剂的压力将内容物呈细雾状或泡沫状等形态喷出的制剂。喷雾剂中不含抛射剂，是借助手动泵的压力将内容物以雾状等形式喷出的制剂。两者用于烧伤、烫伤时喷涂方便，避免涂抹给药时造成的疼痛，尤其适合大面积烧伤、烫伤，能在创伤表面形成一层透气具弹性的定位药膜，使新生的肉芽在膜下生长，加速烧伤创面的愈合。

（8）外用凝胶剂　植物甾醇是一种类似于环状醇结构的物质，主要存在于植物油的不皂化物中。植物甾醇常用来作为皮肤细胞生长促进剂、抗炎剂、伤口愈合剂和非离子乳化剂。植物甾醇凝胶是以凝胶为基质的治疗创伤药物，能促进烧伤、烫伤创面的修复。烧烫伤凝胶是由黄连、黄柏、大黄、黄芩、紫草等数味中药组成，以卡波姆 940 为基质，是一种水溶性凝胶剂，具有均匀细腻、易涂展、对皮肤无刺激性、临床效果明显等特点。

 # 中医治疗老年人烧伤、烫伤有何内服药方？

有两种内服中药方剂：

（1）清营汤加减　犀角（水牛角代）、生地黄、元参、竹叶心、麦冬、丹参、黄连、银花和连翘。具有清热解毒、滋阴除烦、透热降温的功效，适用于轻度烧伤、烫伤者。中度以上烧伤、烫伤者，需要配合抗休克、抗感染治疗。若证见形体消瘦，面色无华，神疲乏力，食欲缺乏，创面痂块长期不脱，苔薄白或薄黄，舌淡红或胖嫩，舌边有齿印，脉细数或濡缓者，加党参、黄芪、白术、当归、川芎；若证见纳呆食少，腹胀便溏，舌淡苔白，脉细数或细弱者，加党参、云苓、白术、焦三仙。

（2）托里消毒散　人参、白芍、白术、茯苓、川芎、当归、银花、白芷、皂角刺、甘草、桔梗、黄芪。具有补脾益气、活血养血、行气镇痛、排毒生肌的功效，适用于小面积烧伤、烫伤。

 # 什么是低温烫伤？

低温烫伤是指虽然基础温度不高，皮肤长时间接触高于体温的低热物体而造成的烫伤。接触 70℃ 的温度持续 1 分钟，皮肤可能就会被烫伤；而当皮肤接触近60℃ 的温度持续 5 分钟以上时，也有可能造成烫伤，这种烫伤就称为"低温烫伤"。

## 低温烫伤常见的原因有哪些?

热水袋是造成低温烫伤的最常见原因,这种烫伤常常发生在人体下肢。下肢与上肢及其他部位相比循环较差,从而也造成了低温烫伤集中在下肢高发。老年人大多在冬天喜欢使用热水袋热敷保暖,老年人对温度感觉差,皮肤薄,即便是正常温度,时间长了也仍然有导致烫伤的可能。

 ## 低温烫伤有哪些临床表现?

低温烫伤创面疼痛不十分明显,烫伤皮肤表面看上去烫伤不太严重,但创面深,严重者甚至会造成深部组织坏死。如果处理不当,严重者会发生溃烂,长时间都无法愈合。

 ## 如何预防低温烫伤?

为了避免发生低温烫伤,老年人最好不要长时间接触温度超过体温的物品。尤其是一些患有糖尿病、脉管炎或脑卒中后遗症、长期卧床的老年人应特别注意。

# 第四节　老年人压疮

 ## 什么是压疮?

老年人压疮是局部组织长时间受压、血液循环障碍、局部持续缺血、缺氧、营养不良而致的皮肤溃烂和坏死。压疮不仅发生在卧床老人身上,也可发生于长期坐位的老人。

 ## 压疮有什么危害?

压疮具有发病率高、病程发展快、难以治愈和治愈后易复发的特点。有的患者刚开始发生的压疮只有 1 元硬币大小,由于处理不当,仅几个月就发展成碗口大的重症压疮。老年人由于皮肤老化,因而修复能力差,使得压疮的愈合极难。压疮久治不愈容易导致脓毒症、骨髓炎和低蛋白血症等一系列并发症,这些并发症不仅使原有的疾病治疗更加困难,甚至某些时候会直接加速患者的死亡。因此,压疮是老年患者病死率增加的一个重要原因。

 **哪些因素导致压疮形成？**

压疮是易受压的骨凸出部位受到挤压引起局部循环障碍从而形成组织坏死。但并非受压就可发生压疮，发生压疮的因素很多，如年龄、营养状况、缺氧、失水以及因某些特殊疾病不允许改变体位等等，增加了压疮的发生率。

（1）局部因素

① 受压：骨凸出部位的组织持续受压。老年人由于长期卧床或因机体活动能力下降，长时间保持一个体位，使得组织长期处于缺血缺氧状态，这是压疮发生的最主要原因。

② 摩擦和剪切力：老年人因皮肤生理、免疫改变，其屏障能力、血管功能减退，如移动患者身体时推、拖，使患者皮肤受到摩擦；或者使患者斜卧，局部所受的剪切力增大，则容易引起压疮。

③ 湿度和温度：高温出汗、大小便失禁，使组织浸润、局部皮肤变软，轻微摩擦则加剧皮肤组织损伤；另外，如热水袋、冰袋等可影响局部代谢及组织血供，若使用不当，将导致压疮的发生。

④ 皮肤皱褶：皱褶处的皮肤弹性差，皮下缺乏脂肪，因而承受机械损伤的缓冲力减弱，往往容易形成压疮。

（2）全身因素

① 营养不良：老年人因糖尿病、多脏器功能衰退等原因出现低蛋白血症和贫血，这种情况下易发生压疮。

② 感觉低下：由于老年痴呆、脑血管意外、截瘫、神经炎等原因所致的感觉低下，对压迫引起的疼痛感受性降低，不能躲避压迫，故易发生压疮。

③ 老化：由于年老所致皮肤、皮下组织、肌肉萎缩松弛，使组织对压迫的缓冲能力降低，故易发生压疮。

（3）知识缺乏 长期卧床的老年人以及在家庭接受治疗的老年患者，由于护理者缺乏医学知识，对发生压疮的危险性认识不足，护理照顾不周，发生压疮。

 **压疮好发于哪些部位？**

压疮多发生于长期受压及缺乏脂肪组织保护、无肌肉包裹或肌层较薄的骨凸处，并与卧位有密切的关系。

（1）仰卧位时好发于枕外隆凸、肩胛部、肘部、脊柱体隆凸处、骶尾部及足跟处，尤其好发于骶尾部。

（2）侧卧位时好发于耳郭、肩峰、肋骨、肘部、髋骨、股骨粗隆、膝关节的内外侧及内外踝处。

（3）俯卧位时好发于面颊、耳郭、肩峰、女性乳房、肋缘突出部、男性生殖器、髂嵴、膝部和足趾等处。

（4）坐位时好发于坐骨结节、肩胛骨、足跟等处。

 ## 老年人压疮分为哪几期？

（1）可疑深部组织损伤（图3-1）　由于压力或剪切力造成皮下软组织损伤引起的局部皮肤颜色的改变（如变紫、变红），但皮肤完整。

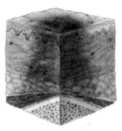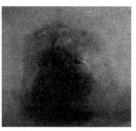

图 3-1　压疮的可疑深部组织损伤

（2）Ⅰ期压疮（图3-2）　局部皮肤完整，有指压不变白的红肿。与周围组织相比，可能有疼痛、硬结、松软、热或凉等表现。肤色较深者不易判断，可归为高危人群。

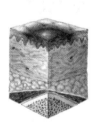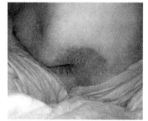

图 3-2　Ⅰ期压疮

（3）Ⅱ期压疮（图3-3）　真皮层部分缺损，表现为有光泽或干的浅表、开放的溃疡，伤口床呈粉红色，没有腐肉或淤肿（显示可疑有深部软组织损伤）；也可表现为一个完整或破溃的水疱。

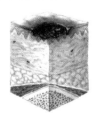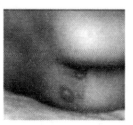

图 3-3　Ⅱ期压疮

（4）Ⅲ期压疮（图 3-4） 全皮层缺损，可见皮下脂肪，但没有骨骼、肌腱或肌肉暴露，有腐肉，但未涉及深部组织，可有潜行和窦道。

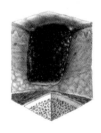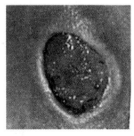

图 3-4　Ⅲ期压疮

（5）Ⅳ期压疮（图 3-5） 全皮层缺损，伴有骨骼、肌腱和肌肉的暴露，伤口床可能会部分覆盖腐肉或焦痂，常常会有潜行和窦道，可能深及肌肉和（或）支撑组织（如筋膜、肌腱或关节囊）。

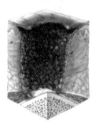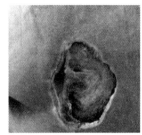

图 3-5　Ⅳ期压疮

（6）不可分期压疮（图 3-6） 全皮层缺损，伤口床被腐肉（黄色、棕褐色、灰色、或褐色）和（或）焦痂（棕褐色、褐色或黑色）覆盖。只有彻底清创后才能测量伤口真正的深度，否则无法分期。

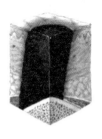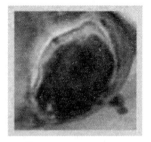

图 3-6　不可分期压疮

##  怎么进行压疮风险评估？

压疮风险 Braden 评估见表 3-1。

表 3-1　压疮风险 Braden 评估

| 危险因素 | 得分 | | | |
|---|---|---|---|---|
| | 1 分 | 2 分 | 3 分 | 4 分 |
| 感觉:对压力导致的不适感觉能力 | 完全受损 | 非常受损 | 轻度受损 | 无受损 |
| 潮湿:皮肤潮湿的程度 | 持续潮湿 | 经常潮湿 | 偶尔潮湿 | 很少潮湿 |
| 活动:身体的活动程度 | 卧床不起 | 局限于椅 | 偶尔行走 | 经常行走 |
| 移动:改变和控制体位的能力 | 完全不动 | 非常受限 | 轻度受限 | 不受限 |
| 营养:日常的摄食情况 | 非常缺乏 | 可能缺乏 | 营养充足 | 营养丰富 |
| 摩擦力和剪切力 | 有问题 | 潜在问题 | 无明显问题 | |

　　评价：15～18 分为轻度危险；13～14 分为中度危险；10～12 分为高度危险；9 分及以下为极度危险。

　　老年人或老年人的家属可以根据这个压疮风险评估表进行评估，看看老人有无压疮风险，有风险者，需采取必要的预防措施。

##  老年人怎么预防压疮的发生?

　　(1) 避免局部皮肤长期受压　长期卧床的老年人应该每 2 小时更换一次体位，如皮肤出现异常，应该每 30 分钟或 1 小时更换一次，在翻身时要把他们抬起来再移动，避免推、拖、拉、拽的动作，以免擦伤皮肤。在骨凸处放置软垫，以减轻局部压力。不便翻身或经济条件允许的情况下也可使用气垫床，通过气垫床交替地充气和放气，利用压点移动的原理使患者身体各处受压均匀。对长期坐轮椅的患者而言，坐骨结节是最容易受压的部位。每 20～30 分钟活动一次受压部位，可以通过使患者在椅内前倾、后仰、侧斜等达到目的，使用电动轮椅自动调节体位也是可行的。应避免卧床患者头部长时间抬起超过 30 度，以免骶尾部、足跟部承受过大压力。也可在患者脚下与床尾间垫一硬实的棉垫，防止患者身体下滑。

　　(2) 避免局部刺激　床铺应保持平整，清洁干燥无渣屑，经常整理。对大小便失禁或出汗者应及时更换床单、衣物，并用温水擦洗皮肤。可以在老人臀下铺中单。有些家属为图方便而给老人使用尿不湿，床褥是干净了，但老人的臀部皮肤长时间处于潮湿不透气的环境中，皮肤表皮保护能力下降，则更易发生压疮。

　　(3) 增强营养　根据老年人的全身营养情况及原饮食喜好增加蛋白质食物的补充，少食多餐，保持蛋白质、糖、脂肪、维生素及微量元素的合理供给，可鼓励补充鲜牛奶、鱼、肉粥、蔬菜等易消化吸收的食物。如果进食困难，则可请医师进行鼻饲或适当给予静脉营养支持，如静脉补充白蛋白、复方氨基酸等，提高机体抵抗力。另外，由于患者卧床时间长，肌肤受压散热差，在饮食上可以给予一些清热解毒活血清凉之品，如冬瓜、金针菜、木耳、黄瓜、茄子、水炖鲤鱼、鲈鱼、黑鱼等；多喝些汤类，如乳猪骨头冬瓜汤、紫菜汤、鸭血汤等；水果、饮料可食西瓜、香蕉、椰子汁等，还可饮用绿豆汤或赤豆汤、绿豆百合汤等，注意温饮，冬天可食用牛肉汤等温补之品，要忌用或慎用大热之物。

（4）促进血液循环　经常用温水擦洗并进行局部或全背部按摩，可促进血液循环，改善局部营养状况。手掌大小鱼际蘸50％酒精，紧贴皮肤，压力均匀地按向心方向按摩，力量由轻到重，再由重到轻，每次3～5分钟。如皮肤持续发红，则表明软组织已受损，按摩必将加重损伤，所以不主张按摩。

（5）局部涂赛肤润　易发生压疮的部位，用赛肤润外涂，使表皮形成一层较厚的保护层，以增加皮肤的抵抗力，对预防压疮的发生有良好的效果。

（6）戒烟及减少被动吸烟　吸烟是发生压疮的重要危险因素。有资料证明，吸一支香烟1小时后，烟内的尼古丁会抑制血液循环，使其减少50％，减少组织血液供应，增加压疮的发生率。因此，患者应戒烟，并尽可能减少患者被动吸烟。

（7）积极治疗原发病　压疮的发生常常是在许多原发病的基础上并发的，如糖尿病，若血糖控制不佳，并发局部水肿、缺血、缺氧、感觉异常而形成压疮。

 ## 老年人发生压疮怎么办？

一旦发现卧床老年人发生压疮，即受压皮肤发红、发紫、水疱、溃烂、坏死等情况，应视情况作出相应处理。表浅的皮肤破溃，可以在家里或到附近的社区卫生所进行简单处理，较深的压疮或面积较大的压疮，应该到医院门诊进行专业的换药和其他相应处理。

# 第五节　老年人安全用药问题

很多老年人有多种慢性疾病，同时使用多种药物治疗的情况很常见，通常都用3～4种药，也有用十余种药物的情况。一般人认为得病多服药自然就多，但是，多种药物同时使用，相互作用会影响治疗效果，有的还会出现一些不良反应。所以，老年人用药须讲究其合理性，否则增加精神、生理负担，得不偿失。

 ## 什么是老年人多重用药？

多重用药是指一人同时使用5种以上的药物。其确切的定义是指患者使用比临床需要更多的药物，强调不需要或不必要的用药，如用药无明显的指征、有指征但剂量使用不适当或目前尚无证据证明为有效的药物。

 ## 老年人多重用药有什么危害？

多重用药主要见于老年人，美国一半以上老年人用药超过5种。有些老年人尽管用了许多药物，但多数是不需要或不必要的药物，反而该用的药未用，病情未得到控制。老年人多重用药很容易发生药物不良反应，若将此不良反应误认为一个新的医疗问题，则将会使用另一种药物来治疗，新的药物也可能引起新的药物不良反应。该停的药未停，形成"处方瀑布，药到病成"的现象。多重用药的后果主要是增加了老年人药物不良反应的风险，降低了依从性，以及消耗了大量的卫生资源。

##  造成老年人多重用药的原因有哪些？

医生常倾向于用药物治疗老年人的症状，而不做彻底的评估；老年人常有多种慢性疾病，去多个专科就诊，因此导致多重用药。更糟的是患者及其家人有时强烈要求医师开某药或自购他药，更容易造成多重用药。

##  老年人自己怎么避免多重用药？

在多数情况下，多重用药是没有必要的，不仅浪费了有限的卫生资源，而且造成依从性降低和药物不良反应增加。无论是医生还是患者本人，几乎都对患者总体用药情况不大清楚。因此，老年人就诊时，应将近期所用药物和用药一览表带去进行评估，医师会根据目前病情对治疗方案进行审查和更新，以避免不必要的用药。

##  什么是老年人合理用药？

药物必须以恰当的方法、适当的剂量、适当的时间准确使用，才能使药物使用准确有效。合理用药是指安全、有效、适当和经济地使用药物。它主要涉及"选药"和"用药"两方面。选药主要是从疾病的角度选择合适的药物，也涉及经济学、个体化、药物基因组学及循证医学等诸方面。用药则主要从药物特性出发，将所选用的药物给予正确的剂量、适当的途径和适当的疗程。如：对老年人用药剂量必须十分慎重。现在主张，60岁以上用成年用量的1/3，70岁以上用1/4，80岁以上用1/5。因此，对老年人的用药剂量，应根据年龄、体重和体质情况而定。对年龄较大，体重较轻，一般情况较差的老年病人应从"最小剂量"开始。

##  老年人合理用药有什么重要意义？

老年人由于多病共存，多药合用，其药物消耗已占药物总量的30％～40％，老年人成为药物的主要消耗者。老年人又因肝肾功能减退及药物敏感性改变，容易发生药物不良反应，通常比成年人高2～3倍，有5％～30％老年人入院是药物不良反应所致，老年人又是药物不良反应的主要受害者。"是药三分毒"，药物是一把双刃剑，用得好可以治疗疾病，用得不好可导致药源性疾病。因此，如何合理用药是关系到老年人健康的大事。

 ## 什么是服药依从性？

依从性是指老年人对医嘱的执行程度。依从性降低表现为少服、漏服、多服和重服，少服和漏服可导致药物治疗无效，多服和重服可引起不良反应。无论药物选择和剂量方案的制定有多么正确，如果患者不依从也难以产生预期的治疗效果。

 ## 什么原因导致老年人服药依从性低？

老年人不仅多药合用，而且用药的剂量和时间也非常复杂，导致依从性降低；听力、视力和记忆力减退等老年人常见问题，也可降低对疾病的理解和药物治疗的执行；交通问题能使老年人难以去药房购药；经济问题是影响老年人长期药物治疗（尤其是昂贵药物）的重要原因；即便老年人可以自行去药房、负担得起费用、能阅读药物说明书、也记得何时服药，却因关节炎或软弱无力的手，无法打开防止儿童打开的药瓶及特殊包装的药，也会影响按时用药。

 ## 老年人怎么提高服药依从性？

（1）简化用药方案　一是减少药物种类，老年人每天用药不超过 5 种，越少越好；二是减少用药次数，将短效制剂改为长效制剂；三是把每天服用的几种药物尽可能一次服完，但有些药物例外，如华法林需在下午 5 时服药。

（2）列出用药一览表　包括药物名称、通用名、用药理由、剂量、时间及用药期限。老年人每次就诊应将所用药物和用药一览表带给医师审查和更新。

（3）运用一周药盒、服药日历等用药提示系统　如一周药盒有 7 个小格子，分别标上周一、周二、……、周日，将一周 7 天的药物摆放其中，一天服一格，这可避免漏服或重服。

（4）接受用药知识宣教　请相关专业人员介绍用药目的、理由、使用方法及可能的不良反应，积极主动地接受药物治疗。

（5）发挥家人或陪护人的作用　老年人有认知功能障碍、超过 5 种药物、不能阅读药物说明书、打开药瓶盖有困难或从药瓶中取药困难、不能分清药物颜色及形状等情况，一律不能让老年人自行服药，需要家人或陪护人的帮助。

 ## 哪些因素可能导致老年人用药不安全？

（1）用药知识缺乏　由于老年人对药物不良反应、用药注意事项、配伍禁忌等知识缺乏，出现的不良反应和药源性疾病，老年人认为是一种新的疾病，自行用药，反而使毒副反应加重；老年人患疾病种类多，家中储藏的药物多，缺乏药物保存及变质识别的相关知识，服用变质、失效的药物使不良反应增加；老年人常常根据经验自行服药，导致药物搭配不合理；另外，一种药物有多个名称，老年人常常分不清楚，有时候会导致重复服药，使不良反应增加；有些虚假广告会造成老年人服药的不安全因素增加。

（2）老年人自身特点　由于老年人各组织器官有不同程度的衰老，脏器功能减退，对药物的耐受能力降低，容易导致各种不良反应和药源性疾病。

（3）老年人患病多、用药多　老年人由于同时患有多种疾病，需要用多种药物合并治疗，因此，由药物相互作用导致药物不良反应的概率也增加。

##  老年人服药有哪些安全隐患？

（1）服用的药物种类较多　人们在进入老年以后，由于各个组织器官处在退化和减退的时期，大多数的老年人同时患有多种疾病，并且多数的疾病均为慢性疾病，这就需要一个长期的治疗过程。所以，增加用药的机会和用药的种类、服用多种药物时，药物在机体内会发生多种协同作用，但是也可能会发生拮抗作用，也就增加了药物在机体内的副作用，大多数为毒副作用。

（2）用法用量不当或重复用药　各种药物都有一个治疗剂量和一个中毒剂量，并且两者相差会比较大，但是如果同时服用多种药物，或者出现随意增加剂量的服药，这样就更容易发生药物的不良反应。不同的药物都有不同的服用方法，服药的方法错误也会影响药物的治疗效果。特别是现在同一种药物在不同的生产厂家会有不同的商品名和不同的剂型。大多数老年人并不能严格区分，甚至可能因分不清楚而服错药物，这样就增加了药物的危险性。

（3）药物来源较复杂　有些老年人都不会太重视药物的来源，而且由于特别地迷信偏方、秘方，在服药过程中，根本不重视自己本身的病情，一味地使用药物，这样非常容易延误病情，使病情恶化，也容易造成药物不良反应及中毒。

（4）缺乏对药物不良反应的认识　有些老年人文化水平偏低，缺乏对不良反应的认识和了解，直接影响了老年人的服药安全，极易发生不良反应。

（5）喜欢服用保健品　有些老年人认为保健药品可以很好地强健自己的身体，提高身体的抗病能力，甚至可以延年益寿，所以吃得越多越好。但是过多食用保健品，甚至是滥用保健药品，就会打乱机体本身的平衡，造成新陈代谢失衡，加重身体的负担。

##  哪些措施可以提高老年人服药安全性？

（1）服药要少　老年人应尽量减少服用药物的种类。老年人因为自身所患的疾病种类较多，每天都会服用多种药物，这是一个非常常见的现象。有报告显示，通过药物的相互影响和相互作用会引起药源性的疾病，可以占药源性疾病的20%左右，所以，在治疗过程中建议一定要先找到主要的因素，尽量减少服用药物的种类，将药物的不良反应减少到最低的程度。在治疗过程中尽量选择多效药物。

（2）适当使用非药物治疗方法　在日常生活中也可以进行非药物的治疗方法，例如针对早期的糖尿病就可以通过控制饮食、增加运动来进行治疗；对于比较轻的高血压症可通过低盐饮食、加强运动及减肥的方式来进行治疗；便秘老年人可以多食用一些纤维食物来治疗等。这些方法都可以使病情得到较好的控制。

（3）遵照医嘱进行服药　患有慢性疾病的老年患者，一定要有非常明确的适应证，这样才可以进行有效的治疗，不能自己随意增减药量。对服用的药物至少要了解药物的用法用量、适应证，同时请医护人员非常详细地进行讲解，并定期到医院进行复诊。

（4）服药方法简单　由于老年人机体处于退化的状态，记忆力也在逐渐减退，经常会发生忘记服药、服错药物或者是重复服药的情况，所以在临床上治疗方案要求非常简单。尽量避免出现间歇服药和交替服药。药物的标记要非常醒目，药瓶也要很容易打开。

（5）避免服用副作用较大的药物　某些药物非常容易损害服药者的听力，例如庆大霉素及链霉素，老年人对这种损害尤其敏感。老年人经常服用红霉素会非常容易出现肝损伤，而如果青霉素用量较大，则会出现头晕、目眩及昏迷等症状。

（6）忌有病不投医或乱投医　有些老年人凭借自己"久病成医"的经验，不经确诊就随便用药或加大用药剂量，这种做法对体质较差或患有多种慢性病的老年人尤为危险。有的老年人看别人用某种药治好了某种病便效仿之，忽视了自己的体质及病症的差异。老年人得病，长期、慢性是其特点之一，因此易出现乱投医现象。那些未经验证的秘方、单方，无法科学地判定疗效，也常会延误病情甚至酿成药物中毒，添病加害。建议大家一旦身体出现不适，尽量去医院看医生，诊断清楚病情，再对症下药。

 ## 什么是老年人药物不良反应？

药物不良反应是指药物在正常用量、用法情况下出现与治疗目的无关的有害反应，包括药物副作用、毒性作用、过敏反应及继发反应等。

 ## 老年人药物不良反应有哪些特点？

（1）发生率高　老年人药物不良反应发生率（15%～27%）通常比成年人高2～3倍，而且老年女性（29.96%）高于男性（18.91%）。年龄愈大，药物不良反应的发生率愈高。用药愈多，药物不良反应发生率愈高。

（2）程度重　5％～30％的老年人入院是药物不良反应所致，而成年人仅占3％。老年人应用降压药可因直立性低血压而发生跌倒，导致骨折甚至硬膜下血肿，随后并发坠积性肺炎、肺栓塞而死亡。老年人应用负性传导药物可因完全性房室传导阻滞而导致阿-斯综合征。因此，老年人药物不良反应可使病情急转直下，甚至不可挽救。

（3）表现特殊　老年人药物不良反应的临床表现可以与成年人相似，但更常见的是精神错乱、跌倒、晕厥、尿失禁、便秘、不能活动等老年综合征，往往见于高龄、体弱老年人，与老年病的常见症状相似，容易误诊、漏诊。引起跌倒的药物包括利尿药、扩张血管药、抗抑郁药、导泻药、镇静药等。导致老年人精神错乱的药物有抗胆碱能药、抗抑郁药、抗精神病药、抗癫痫药、洋地黄类、抗帕金森病药、糖皮质激素、镇静药、茶碱、鸦片类等。导泻药、抗生素及铁剂可引起老年人大便失禁。导致尿失禁的药物有镇静药、利尿药、茶碱、抗胆碱能药、阿片类、钙通道阻滞药等。

（4）病死率高　老年人只占总人口的10％，但占药物不良反应致死的病例占51％。老年人药物不良反应的病死率高，是药物不良反应的主要受害者。

 # 老年人药物不良反应可导致哪些临床后果？

（1）生活质量降低　老年人药物不良反应更常见的表现是跌倒、精神错乱、晕厥、尿失禁、便秘、不能活动等老年综合征。这些特殊的表现主要见于高龄、体弱老年人，不仅降低了生活质量，而且容易误诊、漏诊。

（2）医疗需求增加　大约30％老年人因药物不良反应需要求医，其中门诊占1.54％；急诊占1％～4％，主要是胰岛素所致的低血糖，其次是华法林引起的出血；因药物不良反应住院的患者达5％～30％，而成年人仅占3％，25％为高龄老年人，主要是心血管药物和精神药物所致。

（3）病死率高　1/4的阿-斯综合征是药物所致，药源性死亡占住院死亡的11％。药源性死亡中老年人占51％，老年人是药物不良反应的主要受害者。

（4）费用增高　美国用于药源性疾病的费用高达1360亿美元，超过心血管病和糖尿病的总和。我国每年仅药物不良反应住院费用多达40亿人民币。

 # 中药是不是真的无毒呢？

近年来，为了迎合人们对自身健康的日益关注，某些商家在市场营销中推波助澜，大力宣扬中药无毒论。我们在门诊中常常遇到这类患者，他们认为中药是无毒的，而西药都是有害的，为此要求只使用中药，拒绝西药。这种错误观点将会延误病情，造成不良后果，甚至严重危害患者的身体健康。

中药果真无毒吗？就成分而言，中药分植物药、动物药、矿物药，尽管是原生态的物质，没有经过化学合成，但中药的显效也是通过这些物质中的化学成分起作用的，在人体的代谢途径多为肝肾代谢，也存在药物的毒性问题。传统中药理论把中药分为上品、中品、下品。上品可常年服用，安全性高。下品又称虎狼之药，药性大，作用强，但副作用大，用时需谨慎，用量不宜过大，仅适合短时间使用。现在西方各大医药公司正加大对中药的研发力度，提取中药的有效成分，建立化学成分库，希望能从中合成更高效的药物。所以，中药、西药本身并没有多大差别，只是指导药物使用的理论不同。中药与西药一样都会有副作用，关键在于对药物的合理使用。

 ## 老年人用药六大原则是什么？

（1）受益原则 强调不用老年人不宜使用的药物，以确保用药对老年人有益。

（2）五种药物原则 要求根据病情选主要药物，避免过多的药物合用。

（3）小剂量原则 主张老年人用药要减量，因为老年人用药剂量通常比成年人小。

（4）择时原则 要选择最合适的时间用药，以增加疗效和减少毒副作用。

（5）暂停原则 在用药过程中出现药物不良反应，要求立即减量、停药。

（6）及时停药原则 强调避免不必要的药物长期使用。

 ## 怎么预防老年人药物不良反应？

根据药物的固有属性，药物不良反应不能完全避免，但80%的药物不良反应是可以预防的。因此，预防老年人药物不良反应可以从以下几个方面采取措施：

（1）提供信息，协助诊断 给医师提供全面而准确的患病信息，如疾病的起因、主要和次要症状、加重和缓解因素、药物治疗情况及过敏史等，以避免盲目用药。

（2）阅读药物说明书 药物说明书是医患双方安全用药的法律依据，老年人用药前应重点了解用药时间、过量警告、质量提示、不良反应、特殊人群的安全性等方面信息。由于药物本身固有的缺陷，药物不良反应不可能避免而只能减少。要想获得药物疗效，可能以一些毒副作用为代价，要用一分为二的观点正确对待说明书中的不良反应，而不要被它吓倒。

（3）按医嘱用药 按医嘱用药是治疗成功的关键。忘记服药、漏服药物将导致治疗无效；错服或多服药物则会导致药物不良反应。

（4）出现不适，首先考虑药物不良反应 要树立药物不良反应的防范意识，在用药期间，一旦出现任何新的症状，首先要考虑是否药物不良反应。应带着所有药物及时看医师，一旦确定，及时减量或停药。

（5）不要自行加药 老年人自行加药的情况很多：一是分享药物，患者之间交流，听说某药治某病效果好，就自行加药，即便患同一疾病，由于个体差异和并存疾病不同，此药对他有效对您不一定有效；二是保健品，老年人因多病共存，用药又不宜超过5种，一般不宜使用保健品；三是非处方药，由于许多老年人已有多种处方药，再加入非处方药，用药数量增加，容易发生不良反应。总之，为了减少药物不良反应对老年人的伤害，请不要自行加药，若有需要，请咨询医师。

 **服不同的药物有哪些忌口？**

（1）服任何药物均忌烟 服用任何药物后的30分钟内都不能吸烟。因为烟碱会加快肝脏降解药物的速度，导致血液中药物浓度不足，难以充分发挥药效。试验证实，服药后30分钟内吸烟，血药浓度约降至不吸烟时的1/20。

（2）服阿司匹林忌酒、果汁 酒进入人体后需要被氧化成乙醛，再进一步被氧化成乙酸。阿司匹林妨碍乙醛氧化成乙酸，造成人体内乙醛蓄积，不仅加重发热和全身疼痛症状，还容易引起肝损伤。而果汁则会加剧阿司匹林对胃黏膜的刺激，诱发胃出血。

（3）服布洛芬忌咖啡、可乐 布洛芬（芬必得）对胃黏膜有较大刺激性，咖啡中含有的咖啡因及可乐中含有的古柯碱都会刺激胃酸分泌，所以会加剧布洛芬对胃黏膜的毒副作用，甚至诱发胃出血、胃穿孔。

（4）服小檗碱（黄连素）忌茶 茶水中含约10%鞣质，鞣质在人体内分解成鞣酸，鞣酸会沉淀黄连素中的生物碱，大大降低其药效。因此，服用黄连素前后2小时内不能饮茶。

（5）服抗生素忌牛奶、果汁 服用抗生素前后2小时内不要饮用牛奶或果汁。因为牛奶会降低抗生素活性，使药效无法充分发挥；而果汁（尤其是新鲜果汁）中富含的果酸则加速抗生素溶解，不仅降低药效，还可能生成有害的中间产物，增加毒副作用。

（6）服止泻药忌牛奶 服用止泻药物，不能饮用牛奶。因为牛奶不仅降低止泻药药效，其含有的乳糖成分还容易加重腹泻症状。

（7）服苦味健胃药忌甜食 苦味健胃药依靠苦味刺激唾液、胃液等消化液分泌，促食欲、助消化。甜味成分一方面掩盖苦味、降低药效，另一方面还与健胃药中的很多成分发生络合反应，降低其有效成分含量。

（8）服利尿药忌香蕉、橘子 服用利尿药期间，钾会在血液中滞留。若同时再吃富含钾的香蕉、橘子，体内钾蓄积更加严重，易诱发心脏、血压方面的并发症。

（9）服多酶片忌热水 酶是多酶片等助消化类药物的有效成分，酶这种活性蛋白质遇热水后即凝固变性，失去应有的助消化作用，因此服多酶片时最好用低温水送服。

## 静脉输液是不是一定比口服起效快？

静脉输液不能迅速退热，也不会缩短病程，并且静脉输液还会引起许多不良反应。上呼吸道感染（感冒）大多数是由病毒引起的，对于病毒至今还没有效的治疗药物，单纯靠输入抗生素根本无效，即使是细菌引起的轻度感染，也不必输液治疗，口服或肌内注射抗生素即可治愈。抵抗力差者，在病种复杂的观察室输液，易发生交叉感染，可能会引发新的疾病，甚至有人还会出现输液反应，从而加重病情，所以是否进行输液需要按照病情而定。能口服的就不要静脉输液，同样的时间，同样的血药浓度，口服药经过胃肠道，经过肝肠循环，不良反应少，规避了输液的风险，又减轻了患者的经济负担。

 ## 不同疾病药物的用药时间有什么不同吗？

人体的活动有一定的规律，即周期节律性。正常人的体温、心率、呼吸、血压、激素分泌等所呈现的昼夜周期节律性变化，都与此有关。如能熟练掌握此规律，正确地因时给药，则可收到事半功倍之效。现介绍几种病的最佳给药时间。

（1）降血压药　正常人血压有生理性曲线变化，即夜间下降，白昼上升。现已知血压在早晨 8～9 时和下午 5～6 时最高（存在个体差异），故在早晨 8 时和下午 5 时用降压药效果最好。最新研究表明，高血压病患者采用清晨醒后一次服药的方法后，可以有效地控制血压的波动，防止血压在清晨时突然升高，同时又能有效地达到预防脑出血和脑血栓形成的目的。一般夏季血压会轻度降低，冬季血压明显升高，冬季血压要比夏季高 12（收缩压）/6（舒张压）毫米汞柱。吃降压药要注意"夏令时"，不可"夏行冬令"或"冬行夏令"。

（2）口服降糖药

① 清晨空腹服：罗格列酮、吡格列酮。噻唑烷二酮类胰岛素增敏剂，降糖作用可以维持 24 小时，服药时间与进餐无关，但应尽可能固定。

② 餐前半小时服：格列本脲（优降糖）、格列吡嗪（美吡达）、格列齐特（达美康）、格列喹酮（糖适平）、格列美脲（亚莫利）。磺脲类，刺激胰岛 B 细胞分泌胰岛素。

③ 餐前 5～20 分钟服：瑞格列奈、那格列奈。非磺脲类，刺激胰岛 B 细胞分泌，起效比磺脲类快，又称为餐时血糖调节剂。

④ 在餐时或第一口饭时嚼碎吞服：阿卡波糖（拜唐苹、倍先等）。α-葡萄糖苷酶抑制剂，延迟和减少碳水化合物分解为葡萄糖，如果不进餐则不需服药。

⑤ 进餐之后服：以二甲双胍为代表的双胍类。该类药物口服后刺激胃黏膜，引起胃部不适，故应在饭后服用。

（3）胃药

① 饭前服：多潘立酮、莫沙必利。胃动力药，促进胃中食物排空。

② 饭后服：铝碳酸镁。碱性药物，中和胃酸。

③ 饭间服：硫糖铝。保护胃黏膜制剂。

④ 早晚各服一次：奥美拉唑、兰索拉唑。质子泵抑制药，强烈抑制胃酸分泌的药物，在疾病急性期一般主张早晚各服一次，待病情缓解后改为每晚服维持量。

（4）风湿性关节炎和骨性关节炎药物　风湿性关节炎和类风湿关节炎患者的关节肿胀等症状，以早晨最为严重。故服抗炎药应在晚上临睡前，服激素最好在凌晨4～5时。目前主张"激素顿服疗法"，即把"每日三次"激素的总剂量改在早晨一次服用。骨性关节炎患者宜在早上或中午服药。

 # 需早上服用的药物有哪些？

（1）糖皮质激素　由于糖皮质激素的分泌呈昼夜节律性变化，分泌的峰值在早上7～8时，因此，将一日的剂量于早上7～8时服用，药物对下丘脑-垂体-肾上腺轴的抑制作用最轻，副作用最小。

（2）降压药　由于血压呈昼夜节律性波动，白天血压高于夜间，治疗高血压时要将白天过高的血压降至正常。故一天服用一次的降压药多在早上7～8时服用。

（3）抗抑郁药　因抑郁症有暮轻晨重的特点，故5-羟色胺再摄取抑制剂氟西汀、帕罗西汀等需在清晨时服用。

（4）抗焦虑药　氟哌噻吨美利曲辛（黛力新）。

 # 需晚上服用的药物有哪些？

（1）他汀类调血脂药　他汀类调血脂药的作用机制是抑制羟甲基戊二酰辅酶A还原酶，从而抑制内源性胆固醇的合成。由于胆固醇主要在夜间合成，因此晚上给药比白天给药更有效。

（2）抗哮喘药　因哮喘多在夜间、凌晨容易发作，故一日服用一次的抗哮喘药多在睡前半小时服用，至凌晨时血药浓度最高，疗效较好，亦可起到预防作用。

（3）泻药　治便秘的泻药如酚酞、液状石蜡等，服药后8～10小时见效，均需在睡前半小时服用，次日早晨排便，符合人体的生理习惯。

（4）催眠药　水合氯醛，起效快，需临睡时服用；苯二氮䓬类，起效慢，需睡前半小时服用。

（5）其他药物　作用于脑血管的药物氟桂利嗪等（有嗜睡副作用）、抗变态反应药酮替芬等，都需在睡前半小时服用；抗风湿药萘丁美酮等，晚间服药可保持一夜，可防止晨僵；α受体阻滞药特拉唑嗪，睡前服用，可避免引起直立性低血压。

## 需餐前空腹服用的药物有哪些?

抗菌药物中多数药物的吸收受食物影响,空腹服用生物利用度高,吸收迅速。如青霉素类(阿莫西林、氟氯西林、舒他西林等);头孢菌素类(头孢拉定、头孢克洛等);喹诺酮类(诺氟沙星、氧氟沙星、环丙沙星等);大环内酯类(罗红霉素、阿奇霉素、克拉霉素等);其他还有泛昔洛韦、卡托普利、异烟肼、利福平等。此外,肠溶片均需空腹服用,以使药物快速进入肠道崩解吸收。

 ## 需餐时服用的药物有哪些?

(1)与食物同服能更好发挥药效的药物 如阿卡波糖、减肥药奥利司他、助消化药米曲菌胰酶(康彼申)、利胆药熊去氧胆酸、保肝必需的磷脂〔多烯磷脂酰胆碱(易善复)〕等。

(2)与食物同服可以增加生物利用度的药物 如伊曲康唑、酮康唑等,进食引起胃酸分泌,酸性环境有利于其吸收。

(3)与食物同服可使个别患者特别严重的胃肠道反应减轻的药物 如非甾体抗炎药吲哚美辛、舒林酸等。

 ## 需餐后服用的药物有哪些?

(1)对胃肠道黏膜有刺激,易引起胃肠道反应的药物 如阿司匹林、萘普生等(易诱发溃疡的非甾体抗炎药必要时与食物同服);组胺 $H_1$ 受体阻滞药异丙嗪、苯海拉明等;铁剂补血药硫酸亚铁、琥珀酸亚铁等;化痰平喘药氨溴索、氨茶碱等。

(2)餐后服用可使生物利用度增加的药物 如普萘洛尔、苯妥英钠、螺内酯、氢氯噻嗪、维生素 $B_2$ 等。

 ## 中药汤剂怎样服用好?

中药汤剂一般都宜温服。发散发寒药最好热服,滋补药宜饭前服,驱虫药和泻药大多空腹服,镇静催眠药睡前服,健胃药和刺激性较大的药宜饭后服用,其他药一般宜饭后服。

 ## 不同种类药物的最佳用药时间?

(1)强心药 心脏病患者对洋地黄、地高辛和毛花甘丙(西地兰)等药物,在凌晨时最为敏感,此时药物作用比其他时间约高 40 倍。

（2）抗哮喘药　如氨茶碱宜在早上 7 时左右服用，效果最佳。

（3）抗过敏药　如赛庚啶于早上 7 时左右服用，能使药效维持 15～17 小时；而晚上 7 时服用，只能维持 6～8 小时。

（4）激素类药　由于人体的肾上腺皮质激素在午夜零时至上午 9 时的分泌量约占一天分泌总量的 70%，因此，宜在上午 9 时以前服用；而人体肾上腺皮质激素的分泌高峰在上午 7 时左右，故在每天上午 7 时一次性给药疗效最好。

（5）抗感冒药　宜在上午和晚上症状重时服用。

（6）解热镇痛药　如阿司匹林在早上 7 时左右（餐后）服用疗效好而持久，若在下午 6 时和晚上 10 时服用，则效果较差。

（7）降胆固醇药　由于人体内的胆固醇和其他血脂的产生在晚上增加，因此，患者宜在吃晚饭时服用降胆固醇的药物。

（8）抗溃疡病药　由于人的胃酸分泌在晚上达到高峰，因此，每日剂量宜分早晚两次服用。

（9）铁剂　贫血患者宜在晚上 7 时左右服用铁剂。

 # 为什么用药还要讲究姿势？

用药讲究姿势，是为了充分发挥其疗效，避免或减少不良反应。据调查发现，有些患者临睡前服用四环素、多西环素（强力霉素）、吲哚美辛（消炎痛）、泼尼松（强的松）与氨茶碱、复方磺胺甲噁唑（新诺明）、硫酸亚铁等西药，往往未过多久，便因胸腹部剧烈疼痛而苏醒。另有些患者晚间服用六神丸等中成药，同样会产生毒副作用，经用内镜检查，食管内有局部溃疡现象。原来服药时，干吞药片、药丸，或饮水太少，加之服后立即卧床，唾液分泌和吞咽能力均显著降低，这样药物极易黏附于食管内，或停留在食管狭窄处，以致局部溶解、渗透后刺激黏膜，造成损害。

国外有人曾做过这样一个试验：选用不同形状的药物，让 121 名患者吞服，并用荧光仪跟踪观察。结果证明，睡卧服用会导致很多药物黏着在食管黏膜上，10 分钟左右开始溶解，且发生刺激性疼痛。即使吞服胶囊，进入胃部的时间也明显延长。

 # 不同情况下正确的用药姿势是怎样的？

（1）一般药物的正确服用姿势　卧床患者最好采用坐式，以 60 毫升温开水送服。一般患者服用药片，应至少饮用 100 毫升温开水，并保持站立姿势 1.5 分钟，以获最佳效果。

（2）滴眼药水　患者应仰卧在床上或采用坐位，头向后仰，眼向上看，然后用左手拇指及示指轻轻分开上下眼皮（或用拇指向下牵拉下眼皮，使其形成一个"小口袋"），放一个棉球于下眼皮下方；右手持药瓶，将眼药水滴于眼球正中，眼球转动并轻闭1～2分钟，使药液分布均匀。液管与眼睛的距离为3～5厘米（给小孩滴药时距离可远些，以免碰伤眼球）。滴药后，用棉球吸去眼外药液。

（3）心绞痛发作　患者应立即取1粒硝酸甘油片放在舌下含化。同时，将身体紧靠在椅子或沙发上，2～5分钟后即可奏效。若站着服用，因脑部缺血，易导致眩晕、无力、面色苍白，甚至晕厥，造成摔伤。若卧床服用，会增加静脉的回心血流量，使发病时间延长，故以坐姿服药为上。

（4）肌内注射　患者应侧卧，上腿伸直，放松，下肢稍弯曲，使肌肉充分放松，以迅速吸收药液。若站着注射，臀部肌与梨状肌处于紧张状态，不仅难以进针，而且药液也难被吸收。

 # 感冒药的用法有什么讲究？

一些含有抗过敏成分（如氯苯那敏、苯海拉明等）的复方感冒药物，如氨咖黄敏（速效伤风）胶囊、氨麻美敏片（Ⅱ）（新康泰克）、氨酚伪麻美芬（日夜百服宁）等，这些药物可引起嗜睡，应该在有症状时服用。这些药物只能减轻感冒症状，并不能缩短病程。

 # 老年人常见的不良用药行为有哪些？

在用药过程中，虽然大多数的老年人会遵医嘱或基本遵医嘱用药，但也有一定比例的老年人曾不同程度地出现过以下情况：无医师诊断自行在药房购药；用药过多，重复用药；改变服药时间、间隔或漏服药物；合并使用处方药与非处方药；不遵医嘱随意增、减药量；停药太快或擅自停药；无指征滥用抗菌药物；服用过期药物等等。提示老年人服药依从性较低，老年人用药存在安全隐患。

 # 老年人常见的不良用药心理有哪些？

在药物治疗中老年人或多或少都存在不良用药心理误区，主要表现为：

（1）盲目自信心理　老年人自认为久病成良医，常自作主张，不医自药。有的身体偶有不适就服用自备药；有的直接到药店购买服用；也有的单凭药品说明书用药，经常不按医嘱用药；或病情好转就停药。

（2）仿效用药心理　表现为听说别人用某种药物效果好，就要求医师开具或自行购买这种药物服用，而不知道即使是同一种疾病其治疗用药方案也是不同的，要因人而异。

（3）依赖用药心理　有些老年人治病单纯依靠药物，药不离身，甚至觉得服药比饮食还重要，有的不断调换药物，用了新的又舍不得停服原来的药，药越吃越多。滥用补药、中药，认为补药、中药无毒、无副作用，可以有病治病、无病防病。

（4）速效用药心理　认为价钱贵或进口药就是好药；有的相信"速效药""特效药"。有的对能不用药自愈的疾病也要坚持用药。

 # 老年人常见的不合理的用药方法有哪些？

（1）控释片、肠溶片掰开服用　如此不仅破坏了该剂型的特殊骨架结构和释放系统，也降低了疗效，如硝苯地平控释片、阿司匹林肠溶片。

（2）不注意区分需餐前服、餐后服的药物　经常只依照个人习惯服药。如头孢克洛应在餐前 1 小时服用，餐时和餐后立即服用，可降低血药浓度；而头孢呋辛应与食物同服，以增加吸收。

（3）用药间隔时间不恰当　如使用 $\beta$-内酰胺类抗菌药物 1 次/天是不合理的，因 $\beta$-内酰胺类属于时间依赖性抗菌药物，半衰期很短，抗菌后效应很弱，一般需将一天的总剂量分为 2～4 次给药。

（4）不用水送服药物　经常有老年人用茶水、牛奶、饮料等送服药片或干咽药片。

 # 老年人忘记吃药了怎么办？

老年人经常需要同服用多种物，更有些老年人常年与药打交道，因此也就会出现忘记吃药或少服药的现象，这时该如何处理呢？对于大多数药而言，如果忘记服药，突然想起来的时间与正常服药的时间接近，最好及时补服，以减少漏服药物带来的不良影响。但是如果耽误时间太久，则不能草率行事。

糖尿病患者漏服降糖药，可以先测血糖，如果血糖较高，可以临时补服原来药物剂量的一半；如果血糖不高，则不必补服。

高血压病患者如果忘了吃药，就需看是长效药还是短效药，再结合具体情况做调整。一般来说，长效药由于半衰期较长，即使漏服，一定时间内危险并不大。但是如果漏服时间过长，则应加服一次短效降压药，同时继续服用长效药。而短效药的漏服时间如果大于两次用药间隔的一半，须立即补服，并适当推迟下次服药的时间。

 # 糖尿病患者餐前忘记注射胰岛素怎么办？

一旦发现漏了注射胰岛素，首先应明确注射的是哪种制剂的胰岛素，然后再想想吃完饭有多长时间了。一般情况下，除速效胰岛素类似物，如门冬胰岛素（诺和锐）、赖脯胰岛素（优泌乐）在饭后 30 分钟以内可以补充注射外，一般不建议补充注射。每天注射一次中效和长效制剂者，如果忘记在规定时间注射，推迟 1～2 小时注射危险不大，下次注意还在原来的时间点注射就可以了。由于每个种类的胰岛素起效和维持的时间都不同，如果不按规定时间注射，胰岛素发挥作用的时间和血糖升高的时间不匹配，就很可能发生低血糖，反而对身体造成严重的影响。更不可把漏注的胰岛素剂量与下次餐前胰岛素剂量合并一次注射，这样发生低血糖的危险更大。

糖尿病患者一定要定时定量进餐并按规定时间注射胰岛素，尽量避免遗漏注射，如果遗漏也不能随意补充注射。偶尔一次遗漏，血糖会有一些波动，但很快会恢复正常，我们可以不做处理。切记要自己监测血糖，如果血糖太高，请咨询医师再做处理。

 ## 糖尿病患者怎么避免忘记注射胰岛素的现象发生呢？

可以请家属或其他人提醒或者用闹钟定时，也可以把胰岛素笔放在餐桌旁醒目的位置，这样吃饭就会看到或想起。特别值得注意的是，有些老年人打了胰岛素也忘记，以为还没打，结果又重复注射一次，这样极易发生严重低血糖而造成更严重的后果。可喜的是，现在已经有具有记忆功能的胰岛素笔了，打了还是没打，看看笔就知道。

 ## 老年人服药有哪些误区？

误区一，副作用多的药不可用。有些药的说明书中，除了详细写上各种适应证外，还详细地标明该药的各种副作用，哪怕是百万分之一可能发生的也写出来。实际上这样的药品如果在医师的正确指导下使用，往往是真正的治病好药，且安全系数更高。因为这样的药是经过长期的研究、动物实验和大量的临床观察，且又不回避才写在说明书上的。这样的药经医师指导，是可以避免或很少发生毒副作用的。

误区二，吃药跟着广告走。老年人十分容易被各类广告语忽悠。其实老年人的身体各方面功能都在减退，所以，对于一些常见病，如果选择合适的药物服用不仅可以达到缓解、控制疾病发展的目的，甚至还有可能治愈。而那些过度宣传某药用几盒、用几个月就可以"去根"的说法是根本不可信的。

误区三，无副作用就是安全。药物毒副作用的有无、大小是由多方面因素造成的，如药物的成分、用药的方法、剂量、药物相互作用、个体差异，特别是老年人由于机体各种功能的减退使其解毒、排泄功能降低，或者正处于某种疾病的某个阶段等，这些都在不同程度上影响药物造成的毒副作用。

误区四，身体稍有不适就用药。机体随着年龄的增长，其各个器官、组织会呈现退行性改变，各种器官的功能也相应随之减退，这些改变大多是不可逆的，只是个人发展的速度和程度不同，如脑萎缩、骨关节的退行性变等。事实上，在临床上并没有确切而有效的药物在使用后可以根治病症的，只能控制进程、缓解症状。专家指出，对于诸如此类的退行性改变，用药物治疗反而是弊多利少。

误区五，药只治疗不致病。俗话说，"是药三分毒"，但很多老年人只注意用药去治疗疾病，而忽略了或压根不知道某些药物大量、长期使用或多种药物一起使用会造成新的疾病。比如以老年人胃黏膜病变为例，有的老年人长期服用心脑血管药、降压药、降糖药、降脂药、抗风湿药、补钙药等，而这些药大多对胃有刺激，结果导致胃炎、溃疡病等急、慢性疾病的复发或加重。

误区六，就医前停止用药。不少老年人认为，去看医师或去体检前，如果不停药会使检查结果不准确，其实这是绝不可取的做法。有些疾病如高血压、糖尿病须终生用药，必须每天用一定的药量来控制，不要突然停用，否则会影响病情。

误区七，保健品也能治病。现在市面上的保健品名目甚多，老年人特别信赖带"纯天然""有机"这种字眼的，对所谓产自国外的保健品价格高也并不感到奇怪，甚至认为价格越高药效越好。有的保健品确实在某些方面能起到一定的保健作用，但有些保健品滥竽充数，甚至声称能治疗疾病，根本不可信。真正好的保健品也只能对疾病有一定的辅助治疗作用，不能当药用治疗某些病，如果拿保健品当药吃，往往会耽误病情，错过治疗时机。

误区八，同一时期多种药一起吃。老年患者往往是同时身患多种疾病，每种病有不同的药物进行治疗，那么针对每一种病都必须吃药。于是，不少老年人凭着经验，分门别类买各种对症的药来吃，这就形成在同一时期多种药物同时服用的现象。这样服药的方式实质上忽视了药与药之间的相互影响，事实上各种药物之间有的是相互增加疗效，有的是会相互降低疗效，有的是相互增加毒副作用或是降低毒副作用。因此，盲目吃药是不对的，必须在专业医师指导下科学用药。

 ## 什么是处方药？

处方药是需要凭医师处方才能在药房（店）购买的药物，如抗生素、降压药、降糖药、抗心律失常药、抗凝药、抗精神病药、催眠药、激素类等药物。此类药物通常毒性偏大，安全范围偏窄（有效剂量与中毒剂量很接近），适应证要求很严格，必须在临床医师的指导下才能使用。

 ## 什么是非处方药？

非处方药是不需要医师处方，可以直接在药店购买的药物，如感冒药、止咳祛痰药、解热镇痛药、助消化药、导泻药、止泻药、维生素、微量元素、钙片等药物。此类药物一般副作用较小、安全性较大、疗效确切、使用方便、价格合理。老年人可以"大病上医院，小病去药店"，对于那些无需医疗咨询的小伤小病，提供了快速有效、便捷、价廉的医疗手段。

 ## 怎么正确使用非处方药？

非处方药相对安全，但并非绝对无害，老年人需要了解非处方药的相关知识，学会自我药疗。首先，诊断必须清楚，如头痛、鼻塞、打喷嚏、咽痛等感冒症状，可用感冒药。以往经医师诊断的疾病如血管性头痛，此次又发作，可以选用以前服用的有效药物。对新发症状，诊断不明，需去医院就诊，以免延误治疗。同时，用药前必须仔细阅读说明书或其他参考资料，或向药店药师或社区医师咨询，以便准确地选择药物。然后就是要确定剂量，有肝肾损害的老年人，用药剂量比说明书推荐的剂量要小。要根据用药目的确定剂量，如阿司匹林用于抗血小板聚集，每天只需要100～300毫克即可；用于解热镇痛需一次服用450～900毫克，一天2～3次；用于抗风湿则需900～1800毫克，一天4次。老年人还要注意，非处方药一般为短期用药，连续3～5天无效，就应去医院诊疗。服药后一旦出现新症状，首先应考虑药物不良反应，应减量或停药，必要时去医院就诊。

 ## 怎么识别假药和劣药？

认真查对药物包装及说明书有无批准文号（国家准字或卫药准字），有无生产企业名称、地址和联系方式，有无生产批号及有效日期。凡不具备以上三要素者，均属于假药或劣药，不能购买，更不能使用。

对照说明书"性状"的描述，观察有无变色、褪色、潮解、发霉、液体有无混浊、沉淀、漂浮物及异味等。若与说明书描述不符合，有可能变质或被污染，不得使用。

看病要选择信誉好、质量高的医院及技术精湛、医德高尚的医生，不要听信江湖医师的所谓"秘方"。

# 第六节　老年人走失

 ## 怎么定义老年人走失？

走失是指在日常生活中老年人不能确认自己的位置，不能找到目的地或起始地点的位置，而迷路或下落不明。住院走失是指住院患者入院后至出院前，或在本院就诊期间，未经医务人员同意，因各种原因发生的出走、失踪事件。随着人口老龄

化的加剧，老年人的走失发生率不断增加，据估算，我国近年每年走失的老年人在
30 万人以上。

 ## 老年人走失怎么分类？

（1）道路环境不熟悉迷路。
（2）精神智力障碍走失。

 ## 老年人走失带来哪些危害？

老年人走失的危害是严重的。对住院老年人而言，因为离开医院造成延误治疗
致使病情加重，在走失的过程中可能发生不良事件（跌倒、车祸、撞伤），甚至危
及生命。对家属而言，影响正常工作、生活而花大量的时间寻找，造成老年伴侣或
其他家属因焦虑突发疾病。对医院而言，打乱了正常的医务秩序。

 ## 导致老年人走失的危险因素有哪些？

（1）衰老　由于视觉、感官和认知功能等下降，老年人发生走失的概率相对较高。
（2）疾病　有认知功能障碍、老年痴呆、老年性精神病的老年人，由于其思维
能力、记忆力下降，严重时辨认方向困难、语言障碍、无法辨认亲人、记不清家庭
住址等。这类老年人走失后，家人很难找到。
（3）家庭成员的疏忽　家庭对老年人的老年痴呆早期症状认识不足，未采取预
见性的安全管理措施。
（4）缺乏科学有效的社会保障体系　我国的老年人救助和保障体系薄弱，城乡
缺乏网络化的安全保护机制。
（5）生活环境改变　城市变化大，老年人特别是农村老年人进城居住，出了家
门就不认识路，辨不清方向，加上语言沟通困难，导致老年人走失。

 ## 老年人走失前有什么征兆？

（1）情绪低落，有孤独感，自卑感增长。
（2）夜间睡眠不佳。
（3）对新环境或医院环境表现出陌生感。
（4）情绪激动、易激怒、左顾右盼、心神不定、焦虑、坐卧不宁、东张西望、
频繁如厕等精神症状和表现。
（5）患者记忆力下降，对近期事情遗忘快，常丢三落四。
（6）对时间、地点、方向判断力下降，曾经有过走失史。

（7）老年人性格发生改变，与家人和朋友相处困难；思维不连贯，常对周围的事情漠不关心。

 ## 什么样的老年人容易走失？

（1）年纪大、记性不好，记不得回家的路。

（2）患有老年痴呆或某些精神疾病的老年人独自出门。

（3）从农村来到城里的老年人面对陌生而热闹的环境，辨不清方向。

 ## 精神异常的老年人防走失有什么好办法？

（1）老年人防走失的GPS定位器　给老年人佩戴专注于老年人防走失的GPS定位器"坐标派"。患有老年痴呆的老年人，则最好在其衣服里或随身佩戴一个GPS定位器。老年人防走失定位器的使用效果很好，在老年人遇到危险时它可以在最短的时间内给予老年人帮助，当老年人按下紧急求助键时可以用最直接的途径得到帮助。老年人防走失定位器不仅适用于一般的老年人，同时也适用于一些精神有障碍的老年人，还有一些有身体障碍的老年人。老年人一个人出去找不到回家的路，家里人在寻找时，只要老年人佩戴了定位器，就可以在最短的时间内通过手机软件查看到其所在位置而找到老年人。

（2）看管好老人　无论是出于怕老年人走丢的担心还是出于照顾好老人的目的，家中有老人的都最好请专人看护，或者是可以求助于社区老年人中心。现在一般社区除了有看管幼儿的服务，也会有老年人中心，可以帮助照顾老年人。

（3）第一时间报警　老年人走失，一定要第一时间报警，求助于警方、官方。报警并不局限于"失踪24小时以上才能报警"的规定。

（4）登记并佩戴助老卡　开通一些助老机构，只要老年人已在机构登记，并佩戴有绿色助老卡，不论他走到哪，只要有人发现，拨打助老机构的电话，就可以轻松查询到家属的联系电话与住址。

 ## 何谓GPS定位器？

GPS定位器是内置了GPS模块和移动通信模块的终端，用于将GPS模块获得的定位数据通过移动通信模块（网络）传至Internet上的一台服务器上，从而可以实现在电脑或手机上查询终端位置。

 ## 老年人走失照护存在哪些方面的误区？

（1）不重视　有的照护者高度肯定老年人的记忆能力，认为老年人从未发生过走失现象，就让老年人独自外出等。而老年人随着年龄的增长，记忆力、定向力、与人交流的能力逐渐下降，特别是认知障碍的老年人，更易发生走失。对这类老年人应加强认知评估与走失防范。

（2）限制活动　为了防止老年人走失，限制老年人活动范围，有的照护者为了防止老年人走失，将有行走能力的老年人的活动范围限制在家中、椅子上或床上，久而久之使老年人感到孤独，产生了离家出走的想法，更容易发生走失。

（3）观念错误　很多人认为现在网络这么发达，给老人佩戴一部手机就已经足够了，老人在需要帮助的时候打电话就可以了。其实这是一个错误的理解，老人佩戴定位器和手机是有很大的区别，对于一般的老人可以用手机和家里人联系或者是与外面联系，但是对于那些发生突发性的事件老人不可能有时间和家里人联系。例如突发性病症，救援时间很短，老人没有时间去拨电话。还有就是有精神障碍的老人外出时迷路，根本就不会用电话进行求援，家里人打电话他们也不会理会。

 ## 怎样预防老年人走失?

（1）保留老年人熟悉的环境及生活习惯，以增加他们的安全感。在固定的小区，周围有各种能满足老人生活所用的生活设施的环境下，老年人出走的概率较低，因为他需要的一切都能在小范围的区域内得到满足，不至于有需求却得不到而上陌生的环境去寻找。很多老人被找回来之后对于为何出走说的都是这样一句话："我想出去买点东西，但是附近没有，就往外走一点应该能买到，也不远，就走出去一点点，但是走着走着我就迷路了。"现在很多子女喜欢帮老人搬家，觉得新的环境对老年人好，而且方便照顾。却不知对老年人来说，适应新的环境需要很长一段时间。

（2）让老年人做一些力所能及的事情和智力游戏活动，即使老人做得不好，也尽量让他们自己尝试，这样有助于活跃神经，延缓思维退化。

（3）采取必要的安全措施，比如在老人的口袋、衣兜、衣服夹缝等部位放一些布条或塑料卡，写上老人的姓名、地址以及子女的联系电话，以备老人走失时可以被人发现而与家人联系，选用布条和塑料卡可以防止因被水打湿而损坏。使用一些具有定位功能的 GPS 工具，比如定位吊坠、手杖等，方便家人在老人走失时定位寻找。此类物品的技术目前已经发展成熟，民政部门也可委托社会应急救援团体向一部分老年痴呆患者、精神疾病患者等易走失人群发放这些设备，效果良好。

（4）委托社会机构，比如小区的养老机构或者居住于老人附近的熟悉的人看护老人，如果有老人出走，也能及时阻止或者提供老人出走方向和其他信息，有些地方甚至还可为老人配备导盲犬。

（5）经常给老人拍照片，在老人走失时能够使用其近照来寻找以及张贴告示。

（6）多使用颜色鲜明的宣传告示，为老人指引到救助站、民政局等机构的道路。多宣传预防老人走失的方法，公安机关也会不定时安排上街进行相关法制宣传。

还要强调，家人的关爱是防止老人走失的根本。对患有老年痴呆的长辈，家人的陪伴至关重要，不要让老人独自外出是最关键的。

 ## 家属可以采取哪些措施来预防老年人走失?

第一种方法，是制作相应的个人信息卡片，家属可以在上面写清楚老人的姓名、家庭住址及联系电话，然后把信息卡塞进老人的衣兜或者裤兜。一旦老人迷路或走失，民警或群众可以根据卡片信息联系到老人家属，使老人得到及时的帮助和救助。

第二种方法，利用高科技产品，为老人购买带有 GPS 功能的手表、手机、手镯、鞋子等随身物品。现在有定位功能的追踪器都可在网上购买到。追踪器上有个号码，只要用手机向那个号码发送一条特殊指令的短信，追踪器就会自动回复所在的位置，应该说定位还是比较准确的。

第三种方法，就是让老人尽量能熟练背诵儿女的电话号码，并告诉老人，一旦与家人失散，应该原地等待，不要乱走。然后要向路边的民警或者热心群众求助，并把儿女的电话号码告诉他们，让他们帮忙打电话联系。

 ## 老年人走失后怎么办?

（1）当发现老人走失后，第一步应该是不要惊慌，采取排除法来理清思路。回想最后看到老人的位置，找到最后看见老人的人，找出走失的时间和位置。

（2）组织尽量多的人，在老人最后走失的地点分四个不同的方向（东南西北）去寻找。

（3）立即报警，利用警务资源进行查找。

（4）到老人经常活动的场所寻找。

（5）带老人近期照片到救助站寻找。

（6）印制寻人启事求助路人。

（7）寻求媒体帮助。

（8）利用微信朋友圈转发寻人启事信息。

（9）监控接力寻找。

 ## 寻找走失老年人还有什么好方法?

走失重在预防，若是一开始就已经作好各种准备，老人基本上丢不了，即便是丢了也能很快找回来。

（1）佩戴识别　由于大部分老人即使生病还是具有很强的自尊心，因此部分人会十分抗拒，那么这个识别需要做得小巧，放在后袋或是胸前的衣袋这类老人不会随手伸手去翻找的口袋当中，内容也可以精简一些。包括老人姓名、联系人姓名、联系电话、住址范围、特殊病症即可。尽量简洁明了，字体大。最后可附上一句"好人一生平安"或"感谢好心人"之类，一般人看到这种话会增强同情心和责任感。

（2）家中门上装一个风铃　这样老人忽然出去，家中人有较大机会听到声音，追出去。

（3）交代邻里门卫　远亲不如近邻，和小区里的看门大爷、保安、菜场小贩这些人多沟通、多委托，和隔壁大妈多聊几句，就算对方不能真的看住老人，万一出事，他们能提供很多线索。和小区里保安交代之后说不定还能避免老人走出小区。

（4）观察老人的日常路线　按照老人散步经常走的路线，询问周边的邻居、店主，很可能会提供一些有用的线索。

（5）特殊衣着　为老人准备一些稍微特殊的衣服，万一走失，方便辨认和寻找。比如亮色的马甲、鞋子、帽子、围巾等。

# 第七节　坠　　床

## 如何定义老年人坠床？

坠床是指从床上掉落到地上。其可造成局部皮肤破损、肌肉损伤、骨折、颅内出血，是我国老年人伤害死亡的第四位原因。

## 老年人什么情况下容易发生坠床？

坠床是老年人常见的安全问题之一，以75～85岁年龄组发生率最高。坠床多发生于体力不支、改变体位、床上取用物品、睡梦中翻身及下床时。坠床发生的时间以夜间最多，其次是早晨及午睡起床时。

## 老年人坠床的危险因素有哪些？

（1）生理因素　随着年龄增加，老年人各器官生理功能退行性变化，会出现反应慢、行动迟缓、感觉迟钝、平衡能力下降，纠正失衡的功能降低，使发生意外事故概率增加。

（2）疾病因素　健康状况不佳，容易使老年人发生意外和受到伤害，疾病可致身体虚弱、行动受限而发生坠床。老年人患有骨关节病变、帕金森病、高血压、眼科疾病（白内障、青光眼等）、直立性低血压、癫痫、老年痴呆、精神病等，都有可能增加坠床的危险。

各种原因引起的肌无力、肥胖、酗酒、意识障碍（躁动的老年人）、认知功能障碍可导致坠床的发生。

（3）药物因素　老年人对药物的耐受性和敏感性与成年人不同，用药后可能产生眩晕、低血压等不良反应，是坠床的危险因素。这类药物包括镇静催眠、抗焦虑抑郁药、抗心律失常药以及任何影响人体平衡的药物。

（4）环境因素　物品放置不合理，拿取不方便，如水杯、电灯开关、电话、呼叫器等未放置在随手可取的地方；床的稳定性差，床的高度、宽度、软硬度不合适，缺少床挡等，都可以造成坠床。

（5）自身因素　若老年人自理能力差，又无人照顾，加上性格内向或固执，不愿意麻烦别人，自行起床上厕所时，容易发生坠床。

（6）长期卧床　卧床超过2周者，身体虚弱，起床后易出现眩晕，发生坠床。

（7）护理方法不当　搬运老年人时，由于人力不足，方法不正确，照顾者缺乏对翻身方法的培训；或因责任心不强，动作过大、过猛；在协助老年人上下床时方法不当，也会增加老年人坠床的风险。

 ## 坠床给老年人带来了哪些危险?

如果床不高，或者地面有保护垫，老年人坠床一般不会引起损伤；但从较高的床坠落，地面坚硬，跌落时撞到床沿等，可造成表皮破损，肌肉、韧带损伤或骨折，有时甚至造成死亡。

 ## 如何评估老年人是否容易坠床?

坠床危险评估见表3-2。

表3-2　坠床危险评估

| 评估项目 | 评分/分 |
| --- | --- |
| 最近一年曾有不明原因坠床或跌倒经历 | 1 |
| 意识障碍 | 1 |
| 近期有癫痫病史 | 1 |
| 视力障碍 | 1 |
| 活动障碍、肢体偏瘫 | 3 |
| 年龄≥65岁 | 1 |
| 体质虚弱 | 3 |

续表

| 评估项目 | 评分/分 |
|---|---|
| 头晕、眩晕、直立性低血压 | 2 |
| 服用影响意识或活动的药物：散瞳剂、镇静催眠药、降压利尿药、镇痉抗癫痫药或麻醉镇痛药 | 1 |
| 吸毒、酗酒史，住院期间无家人或其他人员陪伴 | 1 |
| 使用气垫床 | 1 |

对照坠床风险评估表及时做出评估，如是否有意识障碍、活动障碍、体质虚弱、头晕、眩晕及体位性低血压等，根据其中的评分标准进行评分，如果评分≥4分，说明老年人有坠床的风险，属于高危人群，要采取相应的防范措施。

 # 什么是老年人起床三部曲？

（1）在平卧的状态下，睁大双眼，凝视天花板或窗外 2～3 分钟，证明脑子思路清晰、完全适应了由睡觉至醒觉的交替过程。

（2）缓缓从被窝里坐起来，呈半卧位，双眼正视前方，或头颈稍作转动。这样持续 2～3 分钟。

（3）将双脚移至床沿，睁眼静坐 2～3 分钟。这时如果认为睡意已全消失、头脑清晰、反应正常，便可缓步离床。

 # 如何预防老年人坠床？

老年人由于生理功能发生变化，引起机体总体功能下降，思维紊乱、记忆力下降、行动迟缓、感觉迟钝、视力下降均成为老年人坠床的危险因素。应采取相关预防措施，减少坠床的发生。

（1）对于有坠床高风险的老年人，要学会正确使用呼叫器、床栏、床头灯等基本设施，以及正确使用手杖、轮椅等辅助设备的注意事项；老年人变换体位时幅度要小，避免动作过快过猛；夜尿频繁的老年人可练习床上小便；同时陪护人员要学习相关预防坠床知识。老年人要严格按照医嘱按时、按量服药；了解服药后可能出现的副反应，如头晕、尿频等，尽早做好应对措施，如使用利尿药的老年人可在床头备尿壶，避免夜间多次起床小便而发生坠床。上床时，手摸到床沿，身体碰到床沿之后再缓慢坐上去。

（2）照顾者要在老年人睡前检查床沿的护栏是否升起，并调整合理的床高，一般为47厘米，便于老年人安全地起身躺下。身材高大的老年人，应在床旁用椅子护挡；如果发现老年人睡在近床边缘时，要及时护挡，必要时把老年人推向床中央，以防坠床摔伤。

（3）有认知行为改变以及意识障碍的老年人必须采用保护性措施。使用保护性工具，配备安全带、约束带；长期卧床的老年人可使用床上移动餐桌或餐板。夜间家属或陪护要巡视。

（4）优化安全资源配置，根据老年人的具体情况对房间的床、床垫、床栏及房间设置、家具摆放进行调整。床的高低调整到适宜状态，刹车处于制动状态，床栏高矮合适，床垫不可过硬或过软；呼叫系统、床头灯开关放在老年人随手可及处；房间用物可根据老年人生活习惯调整至合适位置。

 ## 如何为老年人准备合适的床？

（1）老年人的床要宽点好　对于老年人来说床太窄会感觉不到放松，宽点的床更为舒服，翻身时不用缩手缩脚，活动没有太大限制，翻身时不易坠床。夏季更不会感到热气逼人。

（2）老年人的床要低一点，不能太高，方便老年人起卧：老年人半夜常会起床，床太高会让老人觉得吃力，易造成坠床。如果本身床体很高，最好在床边设置一个脚踏。

（3）床垫别太软　随着年龄增长，老年人脊椎退化，髓核脱水，导致椎间盘失去正常的弹性和张力，往往容易出现腰椎间盘突出等病症，表现为腰痛、下肢麻木等。因此，老年人的床不能太软，太软的床垫会让身体深陷其中，加重腰椎的负担，易造成老年人身体僵硬，身体不灵活，增加老年人坠床的风险。

（4）老年人的床边最好有个床头柜　这样方便老人放置些常用的物品，如水杯、药品、纸巾等。

 ## 家人或照顾者如何照看易坠床的老年人？

高危坠床的老年人要留有家属或陪护一名。照看人员睡在老年人床边，注意老年人的需求并配合。当照看人员需要离开时，将必备的物品和设备放置于老年人可及处，并告诉其他人员接替照看。若不慎发生坠床，勿随意搬动，必要时请医务人员处理。

 ## 对于痴呆躁动老年人可以使用约束带吗？

在医院，护师有时会用约束带防坠床，部分照顾者认为老年人有认知障碍，特别是痴呆、躁动的老年人，用约束带可以防止老年人坠床而加用约束带束缚老年人的肢体。实际上老年人常因为加用约束带而更加躁动，反而增加坠床的风险。所以，对此类老年人，应该尽量减少约束带的使用，而且降低床的高度，甚至只用床垫。

## 老年人坠床后怎样自我急救？

　　老年人如果万一发生坠床，首先应该立即高声呼救。如果无人帮助，根据情况自行安全起身。如果是背部先着地，应弯曲双腿，挪动臀部到铺有毯子或垫子的椅子或床铺旁。然后使自己较舒适的平躺，盖好毯子，保持体温。再次用其他方法向他人寻求帮助，如果仍找不到他人帮助，在休息片刻、体力有所恢复后，尽力使自己向椅子方向翻转身体，变成俯卧位。双手支撑地面，抬臀，弯膝，然后尽力使自己面向椅子跪立，双手扶住椅面，以椅子为支撑尽力站起来，再休息片刻，然后打电话寻求帮助。

 ## 一旦老年人坠床，我们应该如何处理？

　　老年人坠床后，不要马上将老年人扶起，应该静观 10～20 秒，首先观察老年人有没有活动性出血。如果有的话，立即通过按压给老年人止血。但是面对老年人的意外，必须"科学、冷静"地处理。老年人坠床后，因为有些损伤是比较隐匿的，如果"扶起"的动作太大，容易将隐匿的损伤变大，比如，脊柱裂缝损伤在扶起过程中可能造成横断伤。然后观察老年人有没有出现肢体等运动障碍，如老年人某侧肢体不动或者运动减少。如果老年人没有出现活动性出血和运动障碍，可以扶起或抱起老年人至床上休息，另外，要尽量鼓励老年人自己再活动活动，进一步确认身体是否存在异常情况。

 ## 老年人坠床导致身体损伤怎么办？

　　（1）立即拨打急救电话。

　　（2）注意保暖，防止因躺在地上时间太久造成其他伤害。

　　（3）协同医务人员对老年人身体局部进行检查，将伤害降到最低限度。

　　（4）正确搬动老年人，将老年人抬上床铺。

　　（5）如出现意识、瞳孔、生命体征变化时，立即配合医务人员进行相应处理。

　　（6）做好老年人的安抚工作，消除其恐惧、紧张心理。

　　（7）密切注意老年人的病情及心理变化。

# 第四章

# 老年人常见的精神、心理、认知问题

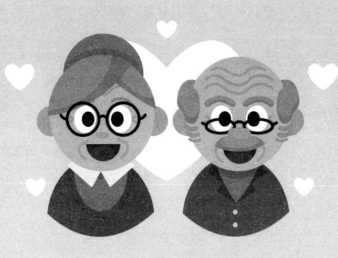

# 第一节　老年人谵妄

 **什么是谵妄？**

谵妄是一种以兴奋性增高为主的高级神经中枢急性活动失调状态，是在意识清晰度降低的同时，表现有定向力障碍，包括时间、地点、人物定向力及自身认知障碍，并产生大量的幻觉、错觉。

 **什么是老年人谵妄？**

老年人谵妄是指发生在老年期的谵妄状态或意识模糊状态，伴有注意力、认知能力、精神、运动和睡眠周期障碍。由于老年人常伴有脑或躯体的各种疾病，遇有突发因素，甚至是很轻微的感冒，或不引起注意的低热、便秘、脱水等即可导致谵妄，对生命构成威胁，如不及时治疗，病死率很高。

 **老年人谵妄有什么危害？**

它主要是一种意识上的障碍，患者的注意力没办法集中，因此会影响老年人的日常行为。谵妄患者在很多方面的反应有困难，一些人变得很安静，以致脱离所处的环境，甚至不承认自己处于谵妄状态，无法进行沟通；另一些人则变得激越，试图攻击他们的幻觉或错觉，有受伤或伤人的危险。

 **老年人谵妄有哪些原因？**

老年人谵妄的病因很多，如躯体疾病、脑器质性疾病、精神创伤及药物中毒和不良反应等引起。这些原因可以是单一的，也可以是几个原因综合在一起产生。

（1）躯体性因素

① 生理功能减退：随着年龄的增长，机体的细胞和细胞间质逐渐衰老，人体组织的形态和各系统器官的生理功能也逐渐老化，使各内脏系统的功能受影响，适应能力降低，抵抗力降低，有躯体性或心理因素的叠加作用，因此更容易出现谵妄等意识障碍。

② 躯体的疾病：任何影响脑血流或脑供氧的疾病和能引起体内代谢紊乱的疾病都可能导致谵妄状态的出现。如心血管系统的疾病影响了脑部的血液供应，呼吸

道的疾病造成的脑供氧不足，以及器官缺氧造成的某些代谢产物对大脑的作用，肝脏疾病造成的氨代谢障碍，肾脏疾病造成的氮质血症，内分泌疾病导致的糖代谢紊乱等等；又如，高血压脑病、严重贫血以及机体稳定性差等，这些都是造成意识障碍，特别是老年期谵妄的发生率明显高于青壮年的原因。如骨折手术后的并发症、疼痛及药物的使用而诱发谵妄。由于老年人不仅生理功能减退，而且往往还存在水电解质紊乱及B族维生素缺乏等，甚至流行性感冒（流感）等传染病也可造成大脑功能紊乱。谵妄的发生常取决于躯体疾病的严重程度和脑对躯体疾病侵袭的耐受程度。

（2）脑器质性因素　由于老年人脑细胞的逐渐衰老，心排血量逐渐下降，使老年人脑血液供给逐年减少，以及脑动脉粥样硬化等原因造成脑生理功能减退，调节适应能力下降，对各种不良刺激极为敏感。这也是老年期谵妄发生率高最主要的原因之一。另外，大脑器官直接受到损害无疑会造成大脑功能的严重紊乱。此时虽然表现为严重意识障碍的昏迷更多见，但谵妄状态也很常见。如脑血管病、颅内感染、颅脑外伤、脑肿瘤、脑寄生虫病、癫痫等，均可引起不同程度的谵妄。特别是血管性痴呆患者的夜间谵妄更具代表性。

（3）精神创伤或刺激　老年人在精神创伤的刺激下，由于大脑皮质的弱化，比青年人更容易发生谵妄。常见的强烈精神刺激，如亲人的突然死亡，突然受到恐吓，自然灾害、环境改变等所引起的反应性精神病，生活中遇到不愉快生活事件应激后的癔症性情感爆发，也可出现谵妄状态。另外，急性起病的精神病状态，如突发的幻觉妄想状态，急性躁狂或抑郁状态老年人也可伴发谵妄。

（4）药物性因素　药物的不良反应或中毒是引起老年期谵妄的原因之一，一般认为，药物不良反应的发生率随着年龄的增高而明显上升，包括大脑在内的靶器官对药物的耐受性低下，肝肾功能减退，药物容易在体内蓄积。因而，老年人谵妄的发生率明显高于青壮年。

① 由于药物剂量过大引起的中毒性谵妄，如镇静药、催眠药、阿托品中毒等任何对中枢神经系统的功能及代谢有影响的药物过量时，均可产生谵妄等意识障碍。

② 药物依赖患者戒断药物出现的症状也可表现为谵妄，如催眠药依赖时的突然停药；长期吸烟的老年人，在突然戒烟时也可出现戒断性谵妄状态；乙醇依赖者戒酒过程中也可出现谵妄。长期饮酒者可出现震颤性谵妄，有报道地西泮与乙醇有交叉耐药性，地西泮对早期戒断症状有特异性功效，但到震颤谵妄时反而有害。水杨酸钠、地高辛、利多卡因、西咪替丁、甲氧氯普胺、抗生素（青霉素）、降压药、麻醉药、通便药、抗肿瘤药、抗组胺药、解热药等均可引起谵妄。重金属、一氧化碳、有机磷等中毒性脑病中，老年人易表现为谵妄状态。其发生取决于中毒的程度和机体的应激状态。

③ 其他如肾上腺皮质激素、抗帕金森病药物、抗精神病药物等，也可导致谵妄。

## 老年人谵妄有哪些表现？

老年人谵妄起病急，病程短，以意识障碍为主。可能出现复杂多变的精神症状和各种异常行为，如定向力障碍，记忆障碍，对周围事物理解判断障碍，思维混乱、不连贯，有视听幻觉及被害妄想症等，时有兴奋、不安、激惹等，或嗜睡、缄默。对时间、地点障碍最突出，持续时间长短不等，大多数可很快缓解。谵妄状态一般是夜间加重，待意识恢复后，对出现的这些症状大部分遗忘。其表现与脑功能受损程度有关。

 ## 老年人谵妄有哪些类型？

（1）活动亢进型　表现为高度警觉状态，不安，对刺激过度敏感，可有幻觉或妄想。

（2）活动抑制型　表现为嗜睡及活动减少，此型在老年人中较常见，因症状不易被察觉，常被漏诊。

（3）混合型　须与抑郁状态和痴呆鉴别，前者表现为情绪、心境低落，至少持续2周；后者为慢性渐进性改变，病情均无明显波动。

 ## 怎么预防和处理老年人谵妄？

（1）去除病因　积极治疗原发疾病，如抗感染等，特别注意老年人所服用的药物，有怀疑是致病原因者应停服。此外，缺氧、电解质紊乱、药物中毒等也可引起，应及时处理。

（2）保证充足的营养　进食蔬菜水果等高纤维素食物，保持大便通畅。

（3）提供适宜的环境　鼓励患者进行益智活动，例如打牌、下棋、拼图等。

（4）了解患者的焦虑状态，及时予以疏导　这一点非常重要，对发生谵妄且思维混乱的患者反复给予讲解，促进他们的认知功能恢复，并给予一定的暗示。对产生幻觉的患者用亲切的语言耐心解释，否定他们的幻听幻视，反复讲解目前的真实情况。

（5）解决可逆的听觉和视觉障碍　如佩戴助听器或老花镜。

（6）保障睡眠质量　睡前听轻音乐，热水泡脚，睡眠障碍者可适当服用药物。

 ## 老年人谵妄的适宜饮食有哪些？

（1）脂类食物　蛋黄、花生、羊脑、猪脑、核桃等。

（2）蛋白质食物　瘦肉、牛羊肉、鸡肉、鱼肉、蛋等。

（3）含糖食物　白糖、蜂蜜、面粉、大枣、水果等。

（4）含 B 族维生素、维生素 E 的食物　酵母、动物肝脏、豆类、糙米、燕麦等。

 ## 老年人谵妄不宜的饮食有哪些？

（1）辛辣食物　如辣椒、胡椒面等，多食会刺激脑部神经。

（2）兴奋性食品　如酒、咖啡、可可等，慎饮茶，茶叶中的咖啡碱有兴奋神经中枢的作用。

# 第二节　老　年　痴　呆

 ## 什么是老年痴呆？

老年痴呆是一种不可逆的神经退行性疾病，疾病破坏脑细胞，导致记忆、认知、思考和行为能力出现异常。随着病情加重，患者会逐渐丧失"日常功能"。

 ## 老年痴呆有哪些危害？

（1）对家属的影响　其实老年痴呆影响最大的不是患者本人，而是家人。据统计，八成以上的老年痴呆患者家属有不同程度的情绪障碍。关键是那种无法沟通和看不到希望的感觉，不仅仅是累的问题，而是让很多家属深感绝望。

（2）患者生活质量严重下降　老年痴呆一般最初征兆从失忆开始，如经常忘事，且有些事刻意去记还会忘，事后还想不起来，严重影响了工作和生活。

再进一步发展，患者的日常生活能力下降，他们不认识配偶、子女，穿衣、吃饭、大小便均不能自理；有的还有幻觉，给自己和周围的人带来无尽的痛苦和烦恼。

（3）沉重的经济负担　老人患上老年痴呆，就需要一大笔医药费，而且患者还需要时刻有人照料，因此，家庭的劳动力就减少了，随之而来的就是沉重的经济负担。

 ## 哪些原因容易造成老年痴呆？

（1）脑血管病　最常见的有多发性脑梗死性痴呆，是由于一系列多次的轻微脑缺血发作造成脑实质性梗死所引起。此外，还有皮质下血管性痴呆、急性发作性脑血管性痴呆，可以在一系列脑出血、脑栓塞引起的脑卒中之后迅速发展成痴呆，少数也可由一次大面积的脑梗死引起。总之，脑血管病也是老年痴呆较为常见的病因。

（2）脑变性疾病　脑变性疾病引起的痴呆有许多种，最为多见的是阿尔茨海默病，在老年前期发病的又称为早老性痴呆。其发病缓慢，呈进行性。除此之外，还有亨廷顿舞蹈病、进行性核上性麻痹、帕金森病等。后面的这些痴呆都比较少见。

（3）内分泌疾病　如甲状腺功能减退症和副甲状腺功能减退症都可能引起痴呆。

（4）遗传因素　国内外许多研究都证明，老年痴呆患者的后代有更多机会患上此病。但是，其遗传方式目前仍不清楚。有人认为是显性基因遗传；有人则认为是隐性基因遗传；也有人认为是多基因常染色体隐性遗传，且遗传作用可受环境因素和遗传因子的突变所制约，以致中断其遗传作用。

 ## 老年痴呆分几类？

（1）阿尔茨海默病　这是痴呆中常见的一种疾病，在病理和组织学改变方面为弥漫性大脑皮质萎缩，神经细胞颗粒空泡变性，脑内出现神经纤维缠结和老年斑。

（2）血管性痴呆　一般在动脉粥样硬化和高血压基础上，伴有反复脑血管意外发作，包括多发性梗死或小出血灶所致的痴呆。典型病例是急性起病的脑血栓形成，接着很快获得好转，可遗留某些神经系体征。

（3）混合型痴呆　这种痴呆其症状既有阿尔茨海默病，又有血管性痴呆或其他类型的痴呆。

 ## 怎么进行简单评估以判断老年人是否存在老年痴呆？

依表 4-1 所列的问题，询问老人并将结果记录下来（如果老人家中没有电话，可将 4 题改为 4A 题）。

表 4-1　简易精神状态检查量表（SPMSQ 量表）

| 对 | 错 | 问题 | 注意事项 |
|---|---|---|---|
| | | 1. 今天是哪年哪月哪日？＿＿年＿＿月＿＿日 | 年月日都对才算正确 |
| | | 2. 今天是星期几？ | |
| | | 3. 这里是什么地方？ | 对所在地的任何描述都算正确；说"我家"或正确说出城镇等都可接受 |

续表

| 对 | 错 | 问题 | 注意事项 |
|---|---|---|---|
| | | 4. 你的电话号码是多少？ | 证实电话号码无误即算正确；或在会谈时，能在两次间隔较长的时间内重复相同的号码即算正确 |
| | | 4A. 你住在什么地方？ | 当老人没有电话时才问 |
| | | 5. 你多大年纪了？ | 年龄与出生年月日符合才算正确 |
| | | 6. 你的生日是哪一天？ | 年月日都对才算正确 |
| | | 7. 我们国家的现任主席是谁？ | 姓氏正确即可 |
| | | 8. 我们国家的前任主席是谁？ | 姓氏正确即可 |
| | | 9. 你妈妈叫什么名字？ | 无需特别证实，只需老人说出一个与他自己名字不同的女性姓名即可 |
| | | 10. 从 20 减 3 开始算，一直减 3 减下去 | 期间如出现任何错误或无法继续进行，即算错误 |

错误题数： 题

（请依照错误题数及老人教育程度，于下表勾选心智功能程度）

| | □心智功能完好 | □轻度智力缺损 | □中度智力缺损 | □严重智力缺损 |
|---|---|---|---|---|
| 小学 | 0～3 题错误 | 4～5 题错误 | 6～8 题错误 | 9～10 题错误 |
| 初中 | 0～2 题错误 | 3～4 题错误 | 5～7 题错误 | 8～10 题错误 |
| 高中 | 0～1 题错误 | 2～3 题错误 | 4～6 题错误 | 7～10 题错误 |

　　老年认知量表很多，需要专业人士进行评估，老年人自己和家属可以参考上面这个量表的问题进行回答，看看认知功能是否正常，有没有老年痴呆的可能性。要得到确切的诊断，需要到正规医院的神经内科确诊。

 # 老年痴呆有哪些前兆？

　　（1）记忆障碍　记忆障碍出现于早期，尤其是近记忆障碍，几十小时甚至数分钟前发生的事情都无法回忆。患者日常生活表现为"丢三落四""说完就忘"，反复提问想不通的问题或反复述说相同的事情。

　　（2）语言障碍　找词困难往往是老年痴呆中最早出现的语言障碍，主要表现在说话时找不到合适的词语，由于缺乏实质词汇而表现为空话连篇；或由于找词困难而用过多的解释来表达，终成唠唠叨叨。

　　（3）视觉空间技能障碍　在老年痴呆早期可有视空间技能障碍，其症状包括不能准确地判断物品的位置。有些痴呆患者在疾病的早期就可能在熟悉的环境中迷路。

　　（4）书写困难　因书写困难而导致写出的内容词不达意，如写信不能写清含义，这常常是引起家属注意的首发症状，特别是一些文化修养较好的老年人。研究认为，书写错误与远记忆障碍有关。

（5）失认和失用　失认是指不能辨认物体，尽管此时对物体的触觉或视觉要素都能辨认；失用是指虽有正常的活动能力与主观愿望，但不能执行已经学会的有目的的行动。检查阿尔茨海默病患者的失用和失认很困难，有时难以将其失用和失认与由于失语、视空间技能障碍和遗忘所造成的后果区别开。

（6）计算障碍　计算障碍常在老年痴呆中期出现，但在早期即可能有所表现，如购物时不会算账或算错账。计算障碍出现的原因有很多种，可能是由于视空间障碍（不能正确列算式），或因失语不理解算术作业要求，也可能是原发性计算不能。

（7）判断力差，注意力分散　老年痴呆患者均可在早期出现判断力差，注意力分散等。

（8）精神障碍　精神症状在早期可表现为患者以自我为中心、狂躁、幻觉妄想、抑郁、性格改变、谵妄等，情绪不易控制。

（9）性格改变　性格改变在一部分患者中非常显著，多变得极为敏感多疑或非常恐惧，或变得越来越暴躁、固执。

（10）行为改变，运动障碍　老年痴呆患者的运动在早期常表现正常，疾病中期患者行为可见幼稚笨拙，常进行无效劳动、无目的劳动。

##  老年痴呆有哪些症状？

（1）早期症状表现

① 轻度语言功能受损；

② 日常生活中出现明显的记忆减退，特别是对近期事件记忆的丧失；

③ 事件观念产生混淆；

④ 在熟悉的地方迷失方向；

⑤ 做事缺乏主动性及失去动力；

⑥ 出现忧郁或攻击行为；

⑦ 对日常活动及生活中的爱好丧失兴趣。

（2）中期症状表现

① 变得更加健忘，特别常常忘记最近发生的事及熟悉的人名；

② 不能继续独立生活；

③ 不能独自从事煮饭、打扫卫生或购物等活动；

④ 开始变得非常依赖；

⑤ 个人自理能力下降，需要他人的协助，如上厕所、洗衣服及穿衣等；

⑥ 说话越来越困难；

⑦ 出现无目的的游荡和其他异常行为；

⑧ 在居所及驻地这样熟悉的地方也会走失，出现幻觉。

（3）晚期症状表现

① 不能独立进食；

② 不能辨认家人、朋友及熟悉的物品；

③ 明显的语言理解和表达困难；

④ 在居所内找不到路，行走困难；

⑤ 大小便失禁；

⑥ 在公共场合出现不适当的行为；

⑦ 行动需要轮椅或卧床不起。

 ## 哪些人易患老年痴呆？

性情急躁好生气者，不爱交际孤僻者，无任何兴趣爱好生活单调者，埋头工作不懂娱乐者，自以为是者，少言语不爱笑者，缺少运动情绪不佳者等等。

 ## 老年人怎样预防老年痴呆？

（1）要减少糖、盐、油的摄入量　日本科学家在临床研究中发现，若在青、中年时期经常摄入大量的糖、盐、油，到老年后就易患老年痴呆。因此，老年人平时更应以清淡的食物为主，尽量少吃含糖、盐、油多的食物。

（2）要少饮或不饮烈性酒　科学研究证实，经常饮酒的人罹患老年痴呆的概率要比从不饮酒的人高5～10倍。这是因为酒精不但能使大脑细胞的密度降低，还能使大脑细胞快速萎缩。所以应尽量避免饮酒，尤其应避免饮用烈性酒。

（3）要常吃富含胆碱的食物　美国科学家研究发现，乙酰胆碱的缺乏是人们患老年痴呆的主要原因之一。因为乙酰胆碱有增强记忆力的作用。而乙酰胆碱都是由胆碱合成的。因此，人们应多吃一些富含胆碱的食物，如豆制品、蛋类、花生、核桃、鱼类、肉类、燕麦、小米等。

（4）要常吃富含维生素$B_{12}$的食物　最近，科学家研究发现，常吃富含维生素$B_{12}$的食物有预防老年痴呆的作用。富含维生素$B_{12}$的食物主要包括动物的内脏、海带、红腐乳、臭豆腐、大白菜和萝卜等。

（5）吃饭要吃七分饱　临床研究发现，每餐都吃得很饱的人极易患老年痴呆。因此专家建议，老年人每餐都应只吃七分饱，这样不但能起到预防老年痴呆的作用，还能很好地保护消化系统。

（6）要勤动脑　人的思维功能也是"用进废退"的，大脑接受的信息越多，脑细胞就越发达、越有生命力。所以，老年人应经常进行一些脑力活动，如看书、下棋等，以促进思维功能。

（7）戒烟　最近，德国科学家通过调查发现，吸烟10年以上的人患老年痴呆的概率要远远大于从不吸烟的人。这是因为吸烟会引起脑供血不足，使脑细胞发生萎缩。所以，吸烟的老年人应积极戒烟，以避免因此患上老年痴呆。

（8）要积极参加体育活动　进行体育活动会使人的血液循环加快，从而使经过大脑的血流量增加，使脑细胞获得充足的养分和氧气。所以，老年人可通过经常参加体育活动来预防老年痴呆。

（9）吃食物时要多咀嚼　生理学家发现，当人咀嚼食物时，其大脑的血流量会增加 20％左右，而大脑血流量的增加对大脑细胞有养护作用。所以，老年人在吃食物时要多咀嚼，在不吃食物时也可进行空咀嚼，也可预防老年痴呆。

（10）要积极地防治便秘　相关资料显示，便秘是引发老年痴呆的重要原因之一。因为经常便秘的人，其肠道会产生氨、硫化氢、组织胺、硫醇和吲哚等多种有毒物质，这些有毒物质会随着血液循环进入大脑，从而诱发老年痴呆。所以，老年人应积极防治便秘，以预防老年痴呆。

（11）要经常活动手指　临床研究发现，活动手指可以给脑细胞以直接的刺激，对延缓脑细胞的衰老有很大的好处。所以，老年人可通过打算盘、在手中转动健身球、练习双手空抓、练书法、弹奏乐器等方式来运动手指，从而可预防老年痴呆。

（12）尽量不使用铝制的炊具和餐具　铝是一种两性物质，它与酸碱都可以发生化学反应。如果用铝制的炊具或餐具盛放酸、碱性食物，会使铝元素游离出来污染食物。而人吃了被铝离子污染过的食物，会使铝在大脑、肝、肾、脾、甲状腺等多个组织器官中蓄积下来，损害人的中枢神经系统，使人的反应变得迟钝，并加快人体衰老，最终引发老年痴呆。所以，生活中应尽量避免使用铝制的炊具和餐具，以减少铝的摄入量。

（13）有助于预防老年痴呆的食物

① 每天两杯苹果汁：苹果汁可促进大脑中乙酰胆碱的产生。该物质与治疗老年痴呆症的首选药物多奈哌齐（安理申）成分相同。苹果汁具有提高记忆与学习的速度和准确度的功效。每天吃两个苹果也有相同作用。

② 吃肉桂：吃肉桂有助于防止老年痴呆的发生。肉桂可加入食物和饮料中，每天半茶匙至 1 茶匙（250～500 毫克）肉桂粉即可。

③ 喝咖啡：喝咖啡可缓解大脑衰老。咖啡具有抗炎功效，有助于防止脑卒中、抑郁症和糖尿病等多种慢性疾病。多项研究表明，喝咖啡有助于降低老年痴呆和早老性痴呆的危险。芬兰一项大规模研究发现，中年女性每天喝咖啡 3～5 杯，20 年后，其发生早老性痴呆的危险降低 65％。英国梅奥诊所专家建议，每天喝咖啡 2～4 杯。

（14）控制情绪，保持良好心态　老年人尽量避免不良心理刺激，学会自我控制和调节情绪。遇事要想得开，不以物喜，不以己悲，保持一颗平常心。心理上的年轻是一剂最好的健脑良药。

（15）多交友　要多交朋友，尤其是年轻朋友，因为年轻人头脑比较敏锐，思想较为开阔。在相互交往的过程中，可改善气氛，启迪智慧。当然，老年人之间的互相交流，对保持大脑的活力也颇有好处。

要尽量消除不良嗜好，培养健康有益的生活方式，控制好高血压、糖尿病、高脂血症等慢性躯体疾病，才能将发生老年痴呆的可能性降到最低。

##  怎么照护老年痴呆患者？

（1）预防老年人卧床不起　对老年痴呆患者，家人往往很容易产生过度的保护倾向，这是造成患者卧床不起的最大原因。患者一旦卧床不起，可出现许多并发症，这将会加重痴呆症状，因此护理早期痴呆患者时，应协助清洁口腔，定时洗澡、洗头，勤换衣服。痴呆患者常出现大小便失禁，一旦出现，要及时处理，清洗干净，保持皮肤的清洁干燥，以防感染。让老人在家人看护和指导下做一些力所能及的事情。另外，家人还要了解患者的记忆力恢复程度，这对早期患者的治疗非常重要。

（2）注意饮食和营养　老年痴呆患者一般都有不同程度的饮食障碍和吞咽障碍。再则，老年人本身消化吸收功能低下、基础代谢减少和身体活动减少等原因，使体内对营养的吸收容易产生障碍，导致患者营养不良，出现贫血。因此，对痴呆患者的饮食要选用容易消化、容易吞咽的食物。要保持日常卫生习惯。对早期痴呆患者要尽可能帮助其保持日常生活习惯和卫生习惯。对于起居、穿衣、刷牙、洗脸等生活琐事，老年人即使做得不规范，也要尽可能让他自己去完成。这也是防止疾病进一步发展所不可忽视的环节。

（3）预防感染　痴呆患者的死亡原因 90％以上是并发肺部感染。一旦并发感染，病程进展迅速，尤其是卧床不起患者，身体各方面功能下降，很容易发展为肺炎。所以一旦并发感染，应及时治疗。

（4）预防压疮　对卧床不起患者 2 小时变换一次体位，注意观察皮肤有无发红、发紫及破损等现象，保持皮肤清洁，不能使用酒精、清毒剂清洗，用温水洗比较好。局部可以用棉垫、枕头、泡沫软垫枕于臀部、肋部等好发部位。

（5）防止走失　对于喜欢外出的老人尤其需要注意有家人陪伴左右，以免走失。另外，可以在老人的口袋里留下卡片，写有家人的详细的联系方式及家庭住址，以便好心人帮忙找到家人。或给老人带上可以定位的手腕带等，便于找到老人。

# 第三节　老年抑郁

##  什么是老年抑郁？

我国老年人口越来越多，他们大多退休在家，如果独居一隅、生活环境急剧变化、社会和家庭变故等因素，容易产生诸多负面情绪。随着人口的老龄化，社会的进步，生活水平的提高，老年人情绪、精神上出现诸多的问题也逐步引起人们的关注。有这样的说法：老年抑郁和老年人患感冒一样常见，这个比喻虽有些夸张，却足以说明抑郁是老年人的常见病和多发病。老年抑郁是指首次发病于60岁以后，也包括初次发病于青壮年延续到老年期发病的患者，以持久的抑郁心境为主要临床相的一种精神障碍。临床特征以情绪低落、焦虑、思维迟缓、行为迟滞和躯体不适症状为主，一般病程较长，具有缓解和复发倾向，部分病例易发展为难治性抑郁。

抑郁是老年人最常见的心理疾病。老年抑郁的危害性不仅仅在于造成老年人身心痛苦，降低晚年生活质量，增加家庭和社会经济负担，还对老年期常患的其他躯体疾病起到推波助澜的作用，使其发病率和病死率升高。老年抑郁患者大多性格内向，发病前就不爱交际，发病后得不到家人、同事、朋友的理解甚至遭到误解，这使得他们可能更加难以摆脱抑郁阴影，不易康复。不仅如此，老年抑郁与青年人抑郁有很大不同，老年抑郁不易被发现，一旦发现，症状往往已经非常严重，很多老年人甚至已经有了轻生的想法。与抑郁紧密相关的一个问题就是自杀，这是抑郁最严重的后果。研究资料表明：老年人自杀率高，是一般人群的两倍，在自杀和企图自杀的老年人中50%～70%继发于抑郁。

 ## 老年抑郁的常见伴随症状有哪些？

（1）严重失眠　原本睡眠良好的老年人会突然变得难以入眠，或虽可入睡但醒得过早，或入睡了却又自感未入睡（即所谓的"睡眠感丧失"），此时服用抗神经衰弱症的药物往往效果不明显。

（2）消化系统症状　原本排便正常的老年人会变得难以排便，严重者可闭结1周，同时还常伴以种种消化障碍，如食欲大减甚至完全不思饮食，有的老年人还可能出现腹胀、口臭等症状。

（3）心血管系统症状　老年抑郁患者常出现血压升高、心率增快、气促或某些类似冠心病的症状。

 ## 老年抑郁的发病原因有哪些？

研究表明，相对于早年发病的抑郁而言。老年抑郁的病因更倾向于与机体老化、脑细胞退行性改变、躯体疾病和频繁遭受的精神挫折有关。其主要原因可归结为两种：一是神经生物学因素，如脑功能的退化、生物节律紊乱、脑组织结构改变等；二是心理社会因素，对躯体疾病和心理挫折的耐受力日益减退，且遭受各式各样心理刺激的机会越来越多。具体来说，产生老年抑郁的原因主要包括以下几个方面：

（1）生理功能的减退　人的衰老是一个自然的生理过程。随着年龄的增长，身体各器官生理功能逐渐衰退，导致抵抗力、应激力、代偿力、免疫力逐渐降低而诱发疾病。如脑功能的退化、小血管和微血管损害的累积是老年人抑郁发作和认知下降的共同神经病理学基础；随着年龄的增长而发生的睡眠周期紊乱亦有可能是老年抑郁的病因；而由于萎缩引起的脑重量减轻、神经细胞皱缩、神经纤维能力减弱、摄氧不足、代谢缓慢，可导致神经功能衰退。有学者推测，老年抑郁的发病，也许与这种大脑的老化改变有关，但在质和量上都未达到痴呆那样的病变程度。

（2）心理社会因素　老伴亡故、子女分居、地位改变、经济窘迫、疾病缠身等，都给予或加重老年人的孤独、寂寞、无用、无助之感，成为心境沮丧抑郁的根源。

① 孤独感　退休后，离开了习惯的社会群体，社会交往减少，带来社会角色的改变；子女都成家立业，各奔东西，甚至没有子女在身边，成为名副其实的"空巢"老人；失去亲人的关怀体贴，寂寞不安、烦躁易怒、记忆力减退、遇事唠唠叨叨，使年轻人厌烦、冷落等，容易使老年人产生自卑、孤独的心理。

② 家庭关系不和　老年人由于疾病或心情不佳，性情发生改变，变得脆弱、小气或常为一些小事在家发脾气，造成家庭成员关系紧张，关系紧张不睦又成为老年人恶性的心理刺激，从而诱发疾病或使疾病加重。

③ 体弱多病　许多老年人常患有一种或多种疾病，给晚年生活带来痛苦和不安。一旦生病住院，常规生活被打乱，环境改变，独立生活能力差，一切生活均需别人照料和帮助，抵御病痛、耐受医疗干预的能力减弱，对疾病缺乏信心，可为一点小事或照顾不周而伤感、哭泣，有"久病无孝子"之感，认为生不如死，从而导致自杀。

④ 经济困窘　老年人由于多种原因，没有再就业的机会，当无经济来源或入不敷出，加之不断上涨的物价水平，会使他们对生活没有足够的安全感。而老年人常需要儿女赡养，也可能使其产生"寄人篱下，看儿女脸色，屈辱生活"之感。这些都严重挫伤老年人的感情和自尊心。

 ## 抑郁的临床常见类型有哪些？

老年抑郁因生活环境、人际关系、文化素质等各方面原因不同，又可以分为好几种类型。常见的类型有：疑病性抑郁、激越性抑郁、隐匿性抑郁、迟滞性抑郁、妄想性抑郁、抑郁性假性痴呆等。

（1）疑病性抑郁　在老年人中最为常见，疑病内容可涉及多个系统，如怀疑消化系统疾病，便秘、胃肠不适是此类患者最常见也是较早出现的症状之一。患者整日忧心忡忡，心情不畅，焦虑不安，犹如死期临头。随着疑病情绪日趋严重，患者的焦虑、烦躁、自杀念头也更为加重。

（2）激越性抑郁　随年龄增长而增加，主要表现为焦虑恐惧，终日担心自己和家庭将遭遇不幸，即将大祸临头，以致搓手顿足，坐卧不安，惶惶不可终日。夜晚失眠或反复追念着以往不愉快的事，责备自己做错了事，导致家人和其他人的不幸，对不起亲人，对环境中的一切事物丧失兴趣。

（3）隐匿性抑郁　即躯体症状化，许多否认自己抑郁的老年患者表现为躯体症状，而情绪障碍很容易被家人忽视。如疼痛综合征（头痛、嘴痛、胸痛、背痛、腹痛及全身疼痛）、胸部症状（胸闷、心悸）、消化系统症状（厌食、腹部不适、腹胀、便秘）、自主神经系统症状（面红、手抖、出汗、周身乏力），患者以各种躯体诉述，尤其以各种疼痛，查不出相应阳性体征时应考虑隐匿性抑郁。

（4）迟滞性抑郁　即思维与行为阻滞，以随意运动缺乏和缓慢为特点，并发面部表情减少和言语阻滞。表现为：闷闷不乐、愁眉不展、兴趣索然、思维迟缓，对提问常不立即答复，屡问才以简短低弱的声音回答，思维内容贫乏。患者大部分时间处于缄默状态，行为迟缓，重则双目凝视，情感淡漠，无欲状，对外界动向无动于衷。

（5）妄想性抑郁　患者有比较丰富的妄想症状，以虚无妄想和疑病妄想最为典型，其次为被害妄想、关系妄想、贫穷妄想、罪恶妄想等。这类妄想一般以老年人心理状态为前提，同他们的生活环境和对生活的态度有关。

（6）抑郁性假性痴呆　患者的认知功能是可逆的，且这种认知障碍经过抗抑郁治疗是可以改善的。但必须注意某些器质性不可逆性痴呆也可能以抑郁为早期表现，需加以鉴别。

 ## 如何诊断老年抑郁？

在生活中每个人都会有心情不好的时候，这种坏心情可能会持续数小时、数天，可能是由于天气不好引起，也可能由于生活事件引起一时的失意，这种不良情绪一般在持续几天后会自行消失，不会对工作、生活和人际交往造成影响。从精神病学的角度来讲，这种情况尚不能诊断为抑郁。那么老年人应该如何评估自己是否患有抑郁呢？如果老年人持续两周以上在一天的多数时间里心境低落并出现以下症状中的任何4项（及以上），持续两周以上且这些症状已严重影响到日常生活、人际交往活动，那么，就可能符合抑郁的临床诊断标准。

（1）抑郁心境，心烦意乱，苦恼，忧伤，感到生活没有意思，提不起精神，高兴不起来，心情沉重得像乌云笼罩，生活的一切看上去都暗淡无光，整日忧心忡忡，度日如年，以泪洗面。

（2）兴趣丧失，几乎对任何事情均没有欲望，不能体验生活的乐趣，家门不出，电视不看。

（3）感觉精力不足，疲乏无力，无精打采，对衣着小事都感到力不从心，懒于疏理。

（4）自我评价低。认为自己一无是处，没有用，是子女的累赘，无价值感，内疚、自责。

（5）焦虑不安，心里不踏实，总是担忧，如为子女不按时归家而惶恐不安，唯恐遭遇车祸。终日担心自己和家庭将遭到不幸，将大祸临头，表情紧张，坐卧不宁，发脾气，易激惹。

（6）思考困难，动作迟缓，感到脑子迟钝，联想困难，话少，活动少，行动缓慢。

（7）悲观厌世，痛不欲生。有过抑郁症体验的老人曾经描述这是他们一生中所遇到的最困难的经历，比任何肉体的疼痛都难以忍受。所以有不少患有抑郁症的老人会产生自杀念头和行为。

 # 如何预防与治疗老年抑郁？

（1）老年抑郁的预防

① 作好心理准备：正确认识抑郁的发病原因、症状以及危害，在心理上提前作好准备，如果出现早期临床症状，不要因此而忧虑不安。老年生理、心理变化是人生的自然过程，没有必要焦虑不安，虽然出现一些不适症状，也是内分泌失调带来的，经过一段时间适应之后，这些症状是会有所改善的。

② 保持乐观情绪：尽量保持自己的豁达心态和乐观情绪，同时要有规律地安排好个人生活。遇到生活中的不顺坦然面对，勿忧勿虑，勿躁勿怒，清心寡欲，尽量避免不良的精神刺激，这样才有助于机体处于正常状态，恢复失调的脏腑功能。同时，还应该加强夫妻间的安慰与沟通。

③ 加强体育锻炼：人到老年更要注意保养自己的身体，要加强体育锻炼。劳逸适度，可以使经络通畅，气血调和，阴阳偏胜偏衰得以恢复平衡。参加气功、太极拳、体操、练剑、慢跑、散步等户外活动，可在运动中获得欢乐，忘掉烦恼，从而增强体质和自主神经的调节能力，对防治本病大有益处。同时要保证充足的睡眠。

④ 注重饮食调养：饮食不可偏嗜，宜食易消化、富于营养的食物，且要定时定量。多食蛋白质类食品，如牛奶、豆浆、蛋以及新鲜蔬菜瓜果，每日补充含钙量较丰富的食品，有利于稳定情绪。动物肝脏、瘦肉、鸡鸭血及新鲜蔬菜，酸枣、大枣、赤豆、桂圆、糯米也有健脾益气及养血安神作用，可多食用。不要吸烟和饮用酒、咖啡、浓茶等刺激性饮料。

⑤ 丰富个人生活：适当参加社会活动，多与社会接触，多和他人交流，多想一些开心的事，陶冶性情，保持良好的心态。把生活安排得丰富有趣，适当增加业余爱好。如养鱼、养花、绘画、下棋、听音乐等，不仅可以增加生活情趣，还能保持良好的大脑功能，增进身心健康，对防治抑郁大有裨益。罹患抑郁，有很大一部分原因是由于心理空虚，老年人经常自己一个人在家，没有人陪伴，这个时候就会产生心理上的空缺感，所以建议老年人多外出参加社交活动，融入到社会群体的大

家庭中，让自己的生活充实、积极向上，这会在一定程度上缓解抑郁。

（2）老年抑郁的治疗

① 一般治疗：如今抗抑郁药和电抽搐虽然对老年人抑郁有较佳的疗效，但是不能忽视一般性治疗。由于食欲缺乏和精神反应迟钝，患者的营养需要往往得不到满足，故加强饮食护理和补充营养在医疗护理上十分重要。此外，对患者所伴发的任何躯体疾病，应不失时机地给予治疗。

② 心理治疗：支持性的心理治疗是常规性的，首先将老人安置在安静舒适的环境中，淡化敌对情绪，设法与其多接触、勤交谈，以取得其信任；详细了解老人的病前生活习惯和兴趣、爱好，尽量满足其合理要求；争取家属配合，共同在生活上给予老人更多的关心、照顾、同情、体贴、安慰、理解，让老人感受到家庭的温暖和亲人的关爱；让老人活得有尊严、有价值，而不是被家人和社会所抛弃和嫌弃；帮助老人学会制怒，进行消愁解忧的自我心理保护。

③ 药物治疗：老年人选择抗抑郁药时应在专科医师指导下用药，首先慎重考虑五个因素，即安全性、耐受性、有效性、费用和简便。三环类抗抑郁药如阿米替林、氯米帕明、多塞平等抗胆碱作用较强，老年人使用易引起轻度的意识障碍，也易出现排尿困难，甚至尿潴留和麻痹性肠梗阻。双通道药物如文拉法辛、度洛西汀可能有升高血压的作用，故患有高血压、脑卒中者慎用。相比较而言，米氮平和选择性 5-羟色胺再摄取抑制剂类抗抑郁药相对安全。另外老年人用药应遵循以下原则：起始剂量小；加药速度慢；治疗剂量少（一般有效量为成人剂量的 1/3～1/2，要个体化考虑）；药物选择慎重（应选择使用不影响心血管系统、肝肾功能和不易导致代谢综合征的药物）；要注意药物之间的相互作用。

④ 物理治疗：包括无抽搐电痉挛治疗、经颅磁刺激、磁痉挛治疗、深部脑刺激等。

# 第四节　老年焦虑

 ## 什么是焦虑？

焦虑是一种缺乏明显客观原因的内心紧张不安感，是个体预感将要发生某种不利情况而又难以应付所引起的负性情绪体验。焦虑过程伴有一系列复杂的心理、生理反应和动作、行为表现。正常的焦虑情绪原本是人类的一种保护性行为，但长久、过度且没有明确客观对象和具体观念内容的焦虑和担心则会导致焦虑障碍。老年期焦虑多以躯体症状为主要表现，情绪反应常被躯体不适症状所掩盖，容易误诊、误治，如果焦虑情绪持续加重还可能会引起其他并发症，并由此给他们的身心健康带来严重危害。

 ## 老年焦虑有哪些主要的临床表现？

（1）精神紧张或坐立不安　焦虑可以引起缺乏耐心和愤怒，易激惹，动辄发怒哭泣；无法自始至终做完一件事情，反复做一些单调的动作，如：抓耳挠腮、松拳握拳、踱来踱去、坐立不安。并且即使是低度的压力，也使人难以应付，难以集中精力和正常思维，甚至情绪过度紧张，无法承受，还可能出现自杀念头。

（2）睡眠障碍和自主神经紊乱现象　如入睡困难、做噩梦、易惊醒、面色苍白或潮红、易出汗、四肢发麻、肌肉跳动、眩晕、心悸、胸部有紧压感或窒息感、食欲缺乏、口干、腹部发胀并有灼热感、便秘或腹泻、尿频等。

 ## 老年人发生焦虑症的主要影响因素有哪些？

（1）遗传因素　在焦虑症的发生中起重要作用，其血缘亲属中同病率约15%，远高于正常人群；异卵孪双的同病率约25%，而单卵孪双约50%。有研究者认为焦虑是环境因素和易感素质共同作用的结果，而易感素质是由遗传所决定的。

（2）心理生物学因素　焦虑反应的生理学基础是交感和副交感神经系统活动的普遍亢进，常有肾上腺素与去甲肾上腺素的过度释放。躯体变化的表现形式决定于患者的交感、副交感神经功能平衡的特征。

（3）人格与认知　病前性格如自卑、自信心不足、胆小怕事、谨小慎微、对轻微挫折或身体不适容易紧张、焦虑或情绪波动，人格测量往往情绪不稳定性偏高，部分患者具有争强好胜、缺乏耐心、时间紧迫感强、急躁易怒的A型人格倾向。

（4）生活事件　引起老年人焦虑情绪的更直接的因素是丧偶、健康状况、经济收入、医疗保健、居住条件、子女关系、环境改变等生活事件。研究显示，无配偶老人生活质量远低于有配偶老人，空巢老人生活质量远低于非空巢家庭老人，无子女老人生活质量低于有子女老人。丧偶、空巢、无子女者也更易出现焦虑、抑郁、孤独等情绪问题。另外，家庭生活事件以及随子女生活，对环境改变的适应不良等也是造成老年人焦虑障碍的较常见因素。

（5）躯体疾病　随着老年人年龄的增长，躯体疾病日益增多。有的老年人焦虑是由一场较严重的躯体疾病引起的，如脑卒中、心肌梗死、癌症等；也有一些老年人并没有很严重的躯体疾病，但由于受一些慢性疾病（如高血压、糖尿病、前列腺增生、胃肠功能紊乱等）的困扰，对躯体疾病异常关注，总是担心其症状会恶化，甚至危及生命，因此引发焦虑。

# 老年人焦虑的临床类型有哪些?

老年人焦虑的主要临床类型包括惊恐发作(急性焦虑发作)和广泛性焦虑。另外,在老年焦虑中,广场恐惧症和社交恐惧症等也很常见。

(1)惊恐发作 也称急性焦虑发作,患者在进行日常生活而非面临某些特殊的恐怖性处境时,突然出现极度强烈的恐惧、担心和濒死感,感到心悸、胸闷、胸痛和胸部压迫感、呼吸困难、窒息感,好像即将死去或失去意识。患者因此惊恐万分、四处求救,常被误认为是心脏病急性发作而由急救车送至医院抢救。这种发作历时不长,5~20分钟后多能自行缓解,很少超过1小时。恢复后患者仍担心再次发作,害怕发病时得不到帮助,因而整日惴惴不安,不敢独自出门,不敢独处,要人陪伴。

(2)广泛性焦虑 这是一种焦虑的慢性持续状态,以经常或持续、全面、无明确对象或固定内容的紧张不安及过度焦虑为主要特征。老年人广泛性焦虑一般表现为平时比较敏感、易激惹,生活中稍有不如意的事就心烦意乱,注意力不集中,喜生闷气,爱发脾气,运动性不安,难以静坐,有时可见眼睑、面肌或手指震颤。常伴有心悸、胸闷、气促、头痛、头晕、耳鸣、胃肠功能紊乱等自主神经系统症状。

(3)广场恐惧症 特指在公共场合或者开阔的地方停留的极端恐惧,患者害怕去开会或去商场购物,也不敢到空旷的场所,如运动场、广场,即便是乘坐公共汽车、火车等交通工具也感到非常紧张、害怕。

(4)社交恐惧症 患者主要害怕社交场合(如在公共场合进食或说话、聚会、开会,或害怕自己做出一些难看的行为等)和人际接触(如在公共场合与人接触,怕与他人目光接触,或怕在与人群相对时被人审视等),常伴有自我评价低或害怕他人的批评。

恐惧症诱发的焦虑主要针对某些特定的客体或处境,患者知道自己对其过分的恐惧反应并不合理且无必要,但无法控制。

 # 如何进行焦虑症状的自我评估?

焦虑自评量表(表4-2)是一种分析患者主观焦虑症状的简便临床工具,该量表能较好地反映有焦虑倾向的被试者的主观感受,为自评量表,具有广泛的应用性。我们可以根据得分对自己的焦虑程度进行简单的初步评估。

下述量表采用4级评分,主要评定症状出现的频度,其标准为:"1"表示没有或很少时间有;"2"表示有时有;"3"表示大部分时间有;"4"表示绝大部分或全部时间都有。20个条目中有15项是用负性词陈述的,按上述1~4顺序评分。其余5项(第5、9、13、17、19)是用正性词陈述的,**按4~1顺序反向计分**。其主要统计指标为总分,将20个项目的各个得分相加,即得粗分;用粗分乘以1.25以后取整数部分,就得到标准分。按照中国常模结果,SAS标准分的分界值为50分,50~59分为轻度焦虑,60~69分为中度焦虑,70分以上为重度焦虑。

表 4-2 焦虑自评量表

| 序号 | 题目 | 没有或很少时间有（1分） | 有时有（2分） | 大部分时间有（3分） | 绝大部分或全部时间都有（4分） | 分数/分 |
|---|---|---|---|---|---|---|
| 1 | 我觉得比平时容易紧张和着急（焦虑） | | | | | |
| 2 | 我无缘无故的感到害怕（害怕） | | | | | |
| 3 | 我容易心里烦乱或觉得惊恐（惊恐） | | | | | |
| 4 | 我觉得我可能要发疯（发疯感） | | | | | |
| 5 | 我觉得一切都很好，也不会发生什么不幸（不幸感） | | | | | |
| 6 | 我手脚发抖打颤（手足颤抖） | | | | | |
| 7 | 我因为头痛、颈痛和背痛而苦恼（躯体疼痛） | | | | | |
| 8 | 我感觉容易衰弱和疲乏（乏力） | | | | | |
| 9 | 我觉得心平气和，并且容易安静坐着（静坐不能） | | | | | |
| 10 | 我觉得心跳很快（心慌） | | | | | |
| 11 | 我因为一阵阵头晕而苦恼（头昏） | | | | | |
| 12 | 我有晕倒发作或感觉要晕倒似的（晕厥感） | | | | | |
| 13 | 我呼气吸气都感到很容易（呼吸困难） | | | | | |
| 14 | 我手脚麻木和刺痛（手足刺痛） | | | | | |
| 15 | 我因为胃痛和消化不良而苦恼（胃肠不适） | | | | | |
| 16 | 我常常要小便（尿意频繁） | | | | | |
| 17 | 我的手常常是干燥温暖的（多汗） | | | | | |
| 18 | 我脸红发热（面部潮红） | | | | | |
| 19 | 我容易入睡并且睡得很好（睡眠障碍） | | | | | |
| 20 | 我常做噩梦 | | | | | |
| 总分统计 | | | | | | |

患有严重疾病（如肝、肾功能不全，呼吸衰竭，脑出血、脑梗死，糖尿病）且处于病情不稳定期的患者以及心肌梗死发作期或发作后伴有严重心律失常或心力衰竭患者及精神分裂症发作期的患者不适用上述量表自评，应到相应科室就诊，积极治疗躯体疾病。

## 如何进行焦虑障碍的预防及治疗？

（1）焦虑的预防和自我调控　中医强调未病先防，焦虑也是如此。只要在病情严重前及时找到疾病发生发展的端倪，并采取合理干预措施，治疗效果就会事半功倍。预防焦虑应从处理日常的情绪做起，具体的方法有：

① 亲情沟通：大部分老年人患焦虑都与生活事件息息相关，如退休、子女离家求学或家庭成员有重大变故等。此时老年患者常会变得脆弱，因此家人的关心以及及时的沟通非常重要。当老人家庭出现变故或身染疾病时，老人的伴侣、子女、亲朋好友不仅要在生活上关心老人，而且要了解老人的心理动态，有的放矢地给予劝慰和鼓励。患者家属可以通过家庭会谈的方式进行心理协调，建立良好的家庭气氛，解除患者焦虑以及其他消极的心理状态。

② 知足常乐：古人云"事能知足心常惬"，不要老是追悔过去，埋怨自己当初这不该、那不该，而应该保持心情稳定，避免大喜大悲，凡事想得开，使自己的思想适应现实，焦虑自会缓解。

③ 转移注意力：当出现焦虑时，首先要正视它，不要用其他理由来掩饰。树立消除焦虑心理的信心，运用注意力转移的方法（如参加体育、文娱活动等），及时消除焦虑。当注意力转移到新事物上时，心理上产生的新体验会帮助驱除和取代焦虑心理。

④ 自我放松：感到焦虑不安时，可运用自我放松的方法来进行调节，有意识地在行为上表现得快活、轻松和自信。比如，可以端坐不动，闭上双眼，然后向自己下达指令："头部放松，颈部放松……"运用意识的力量使自己全身放松，焦虑心理可以慢慢得到缓解。

⑤ 想象放松法：如闭上双眼，在脑海中创造一个优美恬静的环境，想象在大海边，波涛阵阵，海鸥在天空飞翔，而自己正光着脚走在海滩上，海风轻轻吹拂着面颊……当然，焦虑过于严重时，还是要遵照医嘱服用一些抗焦虑药物，并通过心理咨询来寻求开导，进行正规治疗，促进恢复。

（2）焦虑障碍的心理治疗　医务人员会以真诚、同情、关心、体贴的态度去对待患者，协助其分析、寻找并消除病因，并对疾病的性质加以科学的解释，配合给予适量的抗焦虑药物。患者应充分认识到焦虑症不是器质性疾病，对人的生命并没有直接威胁，因此不要有过于严重的精神压力和心理负担。协助患者树立战胜疾病的信心，并认识到自己的担心是反应过度，把不利的事情过于扩大化了，而经过适当的治疗，此病是完全可以治愈的。在医师的指导下学会调节情绪和自我控制，如心理松弛，转移注意力，排除杂念，以达到顺其自然、泰然处之的境界。学会正确处理各种应急事件的方法，增强心理防御能力，尝试培养一些自己年轻时曾经向往的兴趣和爱好，使心情豁达开朗。在可能的情况下争取家属、同事的关照与支持，解决好可能引起焦虑的具体问题。

（3）焦虑障碍的药物治疗 "效见推拿是病轻，重时不到药无灵"。也就是说，疾病重时没有药物治疗是不行的。对于焦虑症也是如此，倘若是轻症，用心理疗法即可解决；倘若是重症，则必须合用药物治疗。药物治疗一般采用苯二氮䓬类药物，如氯硝西泮、艾司唑仑（舒乐安定）等。需要注意的是，本病使用精神性药物，其剂量和服药方式很有讲究，可供选择的药物很多，必须在专科医师指导下服用。

某些抗抑郁药也具有有较好的抗焦虑作用，常用的有 SSRI 类，如：舍曲林和西酞普兰等，尤其对急性焦虑发作有效；β 受体阻滞药普萘洛尔（心得安）对某些老年期焦虑与激动有很好疗效，抗组织胺药苯海拉明对轻中度焦虑也有一定的疗效。中药治疗可采用镇静安神、养血营心的药物，如甘草大麦汤和归脾汤之类。

在用抗焦虑抑郁药物治疗的同时，也必须重视心理治疗，做好心理转化工作，充分调动患者自己的主观能动性。仅简单的对症服药治疗往往效果不佳，这一点需特别注意。

# 第五节　老　年　失　眠

 ## 如何理解老年失眠？

睡眠是一种生理恢复机制。良好的睡眠是身心健康的重要标志。随着年龄的增长，老年人睡眠模式发生变化，睡眠结构和睡眠-觉醒节律发生改变，每天睡眠时间呈递减趋势，因此老年人出现失眠现象是很常见的。老年失眠是指睡眠的始发和维持发生障碍，导致睡眠时间和睡眠质量不能满足个体的生理需求，并且影响日间功能的综合征。

老年人睡眠改变的特点有：总夜间睡眠时间和有效睡眠时间减少，入睡时间延长，睡眠质量下降；浅睡眠比例增多，深睡眠比例减少；昼夜节律时相提前，早睡、早醒，睡眠时唤醒阈值下降；夜间觉醒次数增加，觉醒时间延长，出现片段睡眠，白天易困倦嗜睡。

虽然睡眠障碍不会直接威胁生命，但会很大程度上影响老年人的生活质量。长期的睡眠障碍可导致抑郁、焦虑、精神缺乏、情绪不稳，加重或诱发某些躯体疾病，甚至会导致自杀行为，是威胁老年人身心健康的重要因素。另外，老年失眠还是老年痴呆等疾病的危险因素。有研究表明，老年睡眠障碍会使老年痴呆的患病率增加 30％。

## 根据其病因，老年失眠主要分为哪些类型？

（1）生理性原因　老年人新陈代谢减慢，大脑皮质功能减弱，体力活动减少，营养水平下降，正常睡眠过程因此不可避免地受到影响。随着年龄增长，老年人即会出现睡眠时间减少、入睡所需时间延长、早醒、睡眠节律改变等睡眠变化。

（2）心理性原因　老年人丧偶、独居、迁徙或随子女生活，日常生活能力降低以及对社会环境的适应能力下降，增加了负性情绪的产生。因此，当老年人在生活中遭遇各种心理刺激、生活发生变故时，更易产生剧烈的情绪变化，如过度兴奋、悲伤、激动、紧张或疲劳等，这些心理因素也会引起睡眠障碍。

（3）不良的睡眠习惯　部分老年人离退休后日间活动减少，白天睡眠时间过长，扰乱了正常的日夜睡眠节律，导致夜间睡眠质量下降。此外，过度饮酒，吸烟，饮用含咖啡因的饮料，睡前剧烈运动，听激昂、亢奋的音乐等活动会改变中枢神经系统兴奋性，继而影响睡眠。

（4）不良的睡眠环境　老年人对不良睡眠环境较年轻人更为敏感，受到较强的光线刺激，过大的噪声干扰，室内温度过高或过低，以及从固定的生活环境进入陌生的生活环境，都可能会影响睡眠。

（5）躯体疾病　老年人常见的前列腺增生导致时有便意，有淋漓不尽之感，夜尿增多；心脑血管疾病导致胸闷、心悸、憋气；慢性气管炎、哮喘等导致咳嗽、咳痰；关节炎以及慢性疼痛等，这些都可以干扰睡眠的正常生理节律，使睡眠浅、易醒，入睡困难，总体卧床时间延长而睡眠时间缩短。

（6）精神病性原因　抑郁、焦虑是引起老年人睡眠障碍最常见的原因，常伴有入睡困难和早醒，也可引起日间睡眠过度。睡眠障碍严重程度与抑郁、焦虑症状水平密切相关。此外，合并谵妄、躁狂症、精神分裂症、心因性精神障碍等精神疾病也可出现睡眠障碍，多表现为傍晚或夜间症状加重。

（7）医源性因素　老年人患躯体疾病而服用的一些药物，也可引起睡眠障碍。如抗高血压药物（普萘洛尔、利舍平），抗帕金森病药物（如左旋多巴、卡比多巴），皮质类固醇药物（可的松），内分泌激素（雌激素、黄体酮、甲状腺素），支气管扩张药（麻黄碱）等都可影响睡眠。

## 根据病程，老年失眠主要分为哪些类型？

根据患者的病程，睡眠障碍可分为以下几类：

（1）急性失眠　其病程一般小于4周，且尚未采取治疗。

（2）亚急性失眠　其病程一般大于4周，但小于6个月，没有治疗或简单的治疗。

（3）慢性失眠　其病程大于 6 个月，往往经过正规的诊治，但疗效并不理想。

# 如何诊断老年失眠？

关于失眠的诊断，对于难以确诊的患者可通过多导睡眠图明确诊断；对于主诉睡眠障碍的患者，其长期存在以下几种形式的睡眠问题，且持续时间在 1 个月以上，即可做出诊断：

（1）睡眠潜伏期延长　指患者的入睡时间超过 30 分钟。

（2）睡眠维持障碍　指患者在夜间睡眠过程中的觉醒次数多于 2 次，或次日的凌晨早醒。

（3）睡眠质量下降　这是指患者的睡眠状态较浅，多梦，易惊醒。

（4）总睡眠时间缩短　指全天（24 小时）内睡眠总数少于 6 小时。

（5）日间残留效应　这是指次日早晨起床后，有头昏、精神不振、嗜睡、乏力等症状，似乎是没有睡醒的状态。

# 如何防治老年失眠？

（1）一般治疗　根据患者年龄、体质、劳动量、所患躯体疾病情况，结合现代医学、营养学知识和中医特有的对各种食物寒热温凉所入脏腑的认识，给予饮食指导。建议失眠老年人多吃些营养丰富、易于消化的食物，忌食生冷、油腻、腥膻、煎炸、固硬、高盐、高糖的食物，以免引起肠胃不适或腹泻、便秘。晚餐不宜过晚、过饱，"七分饱"为宜。避免在睡前 4～5 小时饮用咖啡或浓茶。条件允许的情况下安排老年人居住阳面房屋，冬、夏季注意调整室温，在 22℃ 左右为宜，湿度 60%～70% 为宜。

（2）劳逸结合　退休在家的老年人不可随意打发日子，要有计划、合理地安排。制定好力所能及的目标：每天要做些什么，半年或一年出趟远门，旅游或探亲。不可每天睡到自然醒，还要适当减少午睡时间。每日进行适宜的体育锻炼，如太极拳、散步等，但时间不宜过长，1 小时左右为宜，尽量安排在白天进行锻炼；可以参加所在社区或原工作单位的老年活动，棋牌、手工等都适合老年人参与；到老同事、老朋友家串串门、聊聊天或一起短途郊游；如有条件可以上老年大学，报自己感兴趣的课程，学习绘画、书法等，以丰富老年生活；加强社会沟通，弱化退休或"空巢"等对睡眠的不利影响。

（3）病因治疗　积极探查是否有引起睡眠障碍的原发疾病，如：前列腺增生、心脑血管疾病、呼吸暂停低通气综合征、支气管哮喘、关节炎以及慢性疼痛等。伴有严重躯体或精神疾病的患者，建议其到专科医院或门诊进行诊治。若是因为服用某种药物引起的失眠患者，建议在医师指导下减量或换用其他药物。

（4）心理调护　受失眠困扰的老年人可在家人的陪伴下到专业的机构进行咨询和心理疏导，通过倾诉、沟通、交流可让压抑的情绪得到释放；而在专业人员的指导下让患者认识到老年人失眠是自然规律也是比较普遍的现象，解除其顾虑，树立战胜疾病的信心。减少睡前不良刺激，让患者睡前聆听舒缓音乐，该类音乐对神经有良好的舒缓作用，具有催眠安神的功效，可以解除由疾病造成的焦躁不安与抑郁心境，从而改善睡眠。

（5）行为矫正　放松疗法，睡前半小时应停止脑力活动，不看电视，可到庭院或室内活动 10～15 分钟，然后用温开水泡脚，并按摩双脚，先脚背后脚心，直至发热为止。在这期间不与他人谈论一些容易引起烦恼或情绪激动的事情。上床前排净小便，避免给自己"今晚不要失眠"等不良暗示。上床后再静坐片刻，把肢体放在自己认为最舒适的位置上，双眼微闭，轻轻地呼吸，让全身肌肉放松，先是头部、枕部，然后是上肢、腹部，最后是下肢，同时思想上也要放松。可以提醒自己"我的手臂感到沉重无力了，脚也无力了，要睡了"，同时想象一个十分寂静的环境，慢慢进入梦乡。如果中途醒来，不要睁开眼睛，轻轻地翻个身再睡，不要开灯看表，更不要吸烟，如需小便，小便后立即再睡。

（6）中医治疗　中医认为，老年人睡眠障碍的原因多为思虑劳倦、内伤心脾、心肾不交等，以调理阴阳、益气活血、养心安神为主要治疗原则。治疗方法包括中药、针灸、按摩理疗等，对睡眠障碍均有一定的疗效。

（7）药物治疗　目前在临床上，常用来治疗失眠的药物有苯二氮䓬类和非苯二氮䓬类药物。

① 苯二氮䓬类药物：对中枢神经系统有直接抑制作用，能减少睡眠潜伏期和夜间觉醒次数。中等剂量时有镇静催眠的作用，对于老年人应尽量选用半衰期中等的药物，如阿普唑仑、劳拉西泮等。半衰期较短的药物如三唑仑、奥沙西泮适用于入睡困难的患者，但该药治疗剂量范围较窄，容易过量，严重者可有自杀企图，只能短期应用。半衰期较长的药物如氟西泮，反复使用可致严重的积蓄中毒，并使老年人跌倒和髋骨骨折的风险增加，对老年人不适用。另外，长期使用苯二氮䓬类药物易产生药物依赖和日间遗留效应，导致日间睡眠增加，进一步破坏正常的睡眠节律，骤然停药后易产生戒断综合征，并会影响老年人的记忆力、注意力和语言等认知功能，因此不建议长期使用，请在专科医师指导下使用。

② 非苯二氮䓬类药物：主要有唑吡坦、扎来普隆、佐匹克隆等药物。这类药物半衰期相对较短，不良反应相对少，但长期应用也会导致药物依赖及焦虑、失眠等停药反应。新一代抗抑郁药米氮平等也用于失眠治疗，与苯二氮䓬类相比不易产生药物依赖，对认知功能影响较小，已取得较好的疗效，特别适合合并有抑郁焦虑或认知功能下降的老年人。

## 治疗失眠的实用小偏方

● 临睡前吃一个苹果，或在床头柜上放上一个剥开皮或切开的柑橘，让失眠者闻其芳香，可以镇静中枢神经，帮助入睡。

● 奶酪、酸奶中含丰富的钙，可促进血清素的作用；含镁丰富的香蕉、燕麦片及茄子、番茄、芹菜也有助于睡眠。

● 鸡蛋 2 个，枸杞子、大枣各 10 枚。先将大枣、枸杞子用水煮 30 分钟，再将鸡蛋打入共煮至熟，主治失眠、健忘。

● 经常失眠者，用莲子、桂圆、百合配粟米熬粥，有催人入睡的疗效。

● 食醋一汤匙，倒入一杯冷开水中饮之，可以催眠入睡并睡得香甜。

● 心虚、多汗、失眠者，用猪心一个切开，装入党参、当归各 25 克，同蒸熟，去药，吃猪心并喝汤，有良效。

● 山楂核炒成焦炭，捣碎，水煎后加适量白糖，每晚睡前服一剂，主治心悸、失眠（胃酸过多者禁用）。

# 第六节　老年空巢综合征

 ## 什么是老年空巢综合征？

随着社会进步和医疗技术水平的发展及家庭功能的弱化，空巢老人数量不断增加。"空巢家庭"是指无子女共处，只剩下老年人独自生活的家庭。老年空巢综合征是空巢老人常见的一种心理危机症，在精神疾病分类中属于"适应障碍"的一种，多发生于子女成年离开家庭之后独自生活的老人。

生活在空巢中的老人是生存风险最大的群体之一。由于经济供养、情感慰藉、健康医护、生活照料等方面的缺乏，致使空巢家庭普遍存在这样那样的问题。"空巢综合征"正在日益严重地影响着空巢家庭老人的生活质量。为确保空巢老人的晚年幸福，必须及时地对"空巢综合征"加以治疗。

 ## 老年空巢综合征的心理危机表现有哪些？

主要表现为孤独、空虚、寂寞、伤感、精神萎靡、顾影自怜，甚至萌发出悲观、抑郁、焦虑情绪，严重者会导致精神障碍、老年痴呆，生活质量会受到严重的影响。调查结果表明，空巢老人的抑郁患病率明显高于非空巢老人，而老年抑郁则是导致老年人自杀的最主要原因。

 ## 老年空巢综合征的躯体危机表现有哪些？

受不良情绪影响，内分泌、中枢神经和免疫系统功能紊乱，从而导致抵抗力下降，诱发各种急慢性疾病。空巢老人的慢性病发病率比较高，患病率前 5 位依次为高血压、心脏病、糖尿病、关节炎、白内障。表现为头痛、头晕、失眠、多梦、胸闷或胸痛、腹痛、乏力、全身不适等症状。

 ## 老年空巢综合征的认知危机表现有哪些？

一部分老年人认为对子女没有尽到责任和义务，感到愧对子女；还有部分老年人认为子女只顾自己享乐，对父母关心和照顾不够、不孝敬。

 ## 空巢老人自己怎么预防和应对空巢综合征？

（1）未雨绸缪，正视空巢　只有积极正视，才能有效防止空巢带来的情感危机。老人应摒弃"养儿防老"的旧思想，积极地看待空巢现象，把子女长大离巢看作自己抚养的成就，把独自生活当作锻炼社会适应能力的机会，要善于安排好自己的生活。

（2）正视现实，发挥余热　承认生理上的衰退这一客观事实，并能够正确对待、泰然处之。老人离退休后，可以在单位或家庭做些力所能及的事情。老年人经验多、阅历深，仍然可以继续发挥作用，把自己的潜能发挥出来。这样不但有益于社会，也有益于老年人本身，使自己的内心世界变得充实起来。有利于克服或减少那种老朽感、颓废感和空虚感，减轻心理负担，享受美好人生。

（3）情绪稳定，保持乐观，不急不躁，遇事冷静　中医强调"七情不调生百病"，有"大怒伤肝、悲忧伤肺、思虑伤脾、惊恐伤肾"的告诫。精神愉悦，能增强生理功能，提高抗病能力；而怒、忧、悲、恐等不良刺激，将使免疫力下降、应激能力下降而致病。

（4）闲情逸致，其乐无穷　高雅的兴趣爱好可以陶冶自己的志趣，创造良好的心境，培养高尚的情操。前贤龚贤廷说："诗书悦心，山林逸兴，可以延年。"老年人常到户外或公园进行一些自己喜欢的体育活动，练气功或打太极拳等，可以呼吸新鲜空气，促进血液循环，既有益于身体健康，在心理上也可以得到一种青春焕发的感受，还可以通过养花、书法、绘画、写作等来增添生活的情趣。

（5）互敬互爱，家庭和睦　老年人的精神状态和家庭关系、家庭气氛息息相关。老年人要心胸豁达，不为家庭琐事烦恼，遇到家庭矛盾时，应善于克制和调节自己的情绪，不可过于激动和发怒。晚辈则应充分理解老年人的心理状态，尽可能给予更多鼓励、安慰、体谅、照顾及心理满足，让他们轻松愉快地欢度晚年。

 ## 家庭怎么预防和应对空巢综合征？

有些家庭对老人空巢心理准备不足，不愿面对，误以为"空巢综合征"是暂时性的，岂不知忽视带来的副作用会更大。配偶、子女等家庭成员要营造良好的家庭氛围，尽可能地帮助空巢老人克服"空巢综合征"。子女要继承和发扬尊老、爱老、养老的传统美德，秉承悠久的"孝"文化，加强与父母的联系、沟通，平时还要帮助老年父母安排好日常生活，多回家与老人团聚，同老人谈谈个人工作生活上的问题，让父母有种"被需要的感觉"，从而使父母从心底感受到温暖和欣慰。因此，子女要在物质上帮助老人、生活上照料老人、精神上敬重老人、情感上慰藉老人、心理上满足老人，尤其是对生病卧床的老人更该如此。

《老年人权益保障法》第十一条明确规定：赡养人应当履行对老年人经济上供养、生活上照料和精神上慰藉的义务，照顾老年人的特殊需要。显然，"赡养"的理念包含了经济赡养和精神赡养两个方面。所以，家庭成员应该"常回家看看"。

 ## 社会力量怎么应对空巢综合征？

全社会关爱老人，尊敬老人，形成良好的社会风气。开展社区服务，提高社区服务能力，减轻家庭在照料老年人方面的负担。如建立社区服务网络体系、定期进行家访、日间照顾、心理咨询、家庭医疗护理等。广泛开展老年人健康教育和文化娱乐活动。促进空巢老人的身体健康、丰富其精神生活。建立健全的养老保险制度，完善医疗保障制度，切实解决老年人在医疗费用方面存在的困难，从政策、制度层面免除老年人的忧虑，避免或减少"空巢综合征"的发生。

# 第七节　离退休综合征

 ## 什么是"离退休综合征"？

老年人在离开原来的工作岗位后开始享受离退休后的生活，然而有些老年人在此后一段时间内不能适应新的生活，而发生一些偏离常态的情感、性格及行为的改变，甚至引起潜在的身心问题或其他疾病的发生，从而影响身心健康。这些因离退休后难以适应现状的一时性身心状况变化，即"离退休综合征"。

 ## 什么原因会导致"离退休综合征"？

（1）生理功能的衰退导致"黄昏意识"　由于年龄的增长，生理功能随着年龄的增加而衰退，不可避免地出现记忆力减退、精神不振，疑虑重重。

（2）社会心理因素　从社会与心理的关系看，由于离退休后，社会地位、社会交往、生活环境等都发生了很大变化，致使一些人产生"失落感""空虚感""孤独感""忧郁感"等不良心理。所有这些消极心理，反过来都会直接影响生理上的健康，导致免疫力下降，发病率上升。

（3）生活重心的转移　离退休人员刚刚离开岗位时，开始有"如释重负"之感。这是一段时间不长的"轻松期"，继之就进入了"厌烦不适期"。因生活中由原来的社会型转向了家庭型，由原来的多事盼休息，变成了无事可做。太轻松，不适应，整天与电视为伴。患者表现失眠、多梦、烦恼多、脾气坏，此表现较重者多为男性。

（4）怀旧心理　原因是总感到过去受了不少委屈，社会对自己不公平，耿耿于怀，愤愤不平。多表现为忧郁、悲伤、性格孤僻、固执。

 ## 什么人容易得"离退休综合征"？

（1）个性特点　平时工作繁忙、事业心强、好胜、严谨和固执的人易患离退休综合征，因为他们过去每天都紧张忙碌，突然变得无所事事，这种心理适应比较困难。相反，那些平时工作比较清闲、个性比较散漫的人反而不容易出现心理异常反应，因为他们离退休前后的生活节奏变化不大。

（2）个人爱好　退休前除工作之外无特殊爱好的人容易发生心理障碍，这些人退休后失去了精神寄托，生活变得枯燥乏味、缺乏情趣。而那些退休前就有广泛爱好的老年人则不同，工作重担卸下后，他们反而可以充分享受闲暇爱好所带来的乐趣，每天活得有滋有味，不亦乐乎，自然不易出现心理异常。

（3）人际关系　人际交往不良、不善交际、朋友少或者没有朋友的人也容易引发离退休障碍，这些老年人经常感到孤独、苦闷，烦恼无处倾诉，情感需要得不到满足；相反，老年人如果人际交往广，又善于结交新朋友，心境就会变得比较开阔，心情开朗，消极情绪就不易出现。

（4）职业性质　离退休前如果是拥有实权的领导干部易患离退休综合征，因为这些人要经历从前呼后拥到形单影只、从门庭若市到门可罗雀的巨大心理落差，的确难以适应。另外，离退休前没有一技之长的人也易患此症，他们如果想再就业往往不如那些有技术的人容易。

（5）性别因素　通常男性比女性更难适应离退休的各种变化。中国传统的家庭模式是"男主外，女主内"，男性退休后，活动范围由"外"转向"内"，这种转换比女性明显，因而也较难维持心理平衡。

 ## "离退休综合征"有什么具体表现？

（1）情感障碍　自感老来无用，被人遗弃，情感脆弱，喜怒无常，情绪不稳，急躁易怒，对任何食物均不感兴趣，整日愁眉苦脸，长吁短叹，闷闷不乐，情绪抑郁，孤独自卑，不愿与社会接触，对人淡漠，常借酒消愁。

（2）思维障碍　易联想往事，忆旧叙故，思乡怀友，不能自制；亦有表现为猜疑心重，视他人议论举止为有意刺激自己而心烦、焦虑，不能客观地评价他人他事，甚至产生偏见；另有表现为思维缓慢，概念贫乏，联想受抑制，自感脑中空虚，甚至产生思维阻塞，突然言语中断。

（3）注意力不集中　记忆力，特别是近期记忆力明显减退，常常丢三落四，因而说错话做错事。难以集中精力看书、读报、看电视或者做家务等。

（4）行为异常　常表现为坐卧不宁、动作重复、犹豫不决、优柔寡断，偶有强迫性行为。

（5）自主神经功能失调　常有头昏、头胀、头闷、头重、心悸、胸闷、无力、阵发燥热、潮红、自汗、失眠、多梦等症状。

 ## 怎么预防和应对"离退休综合征"？

（1）心理健康，主动接受健康教育　可以在离退休前适当参加一些保健讲座，加强自我心理训练。适应各种环境改变，认识自然和社会发展的客观规律。树立科学的人生观。积极开展老年保健工作，提高身心健康水平，多了解对老年性疾病的防治。

（2）培养兴趣，让生活更充实　现在大多数的老年人在将要离退休的几年时间里，开始规划自己离退休后的生活，以前几十年没有任何兴趣爱好的，也开始慢慢地学习和培养自己的爱好，比如种花、养草、玩扑克、玩麻将、唱歌、跳广场舞等休闲娱乐活动，参加各种培训班，读老年大学，使生活丰富多彩，精神有寄托，防止心理空虚和孤独、寂寞。

（3）善于学习，渴求新知　"活到老，学到老"，正如西汉经学家刘向所说："少而好学，如日出之阳；壮而好学，如日出之光；老而好学，如秉烛之明。"比如学习画画、写字、写作、手工制作、电脑、游戏等知识。一方面，学习促进大脑的使用，使大脑越用越灵活，延缓智力的衰退；另一方面，老年人要通过学习来更新知识。社会变迁风起云涌，老年人要避免孤陋寡闻，就要加强学习，树立新观念，跟上时代的步伐。

（4）发挥余热，重塑角色　做些力所能及的工作，如参加社会公益活动，进行技术咨询指导，参与社会调查，也可以帮助儿女带带小孩，辅导功课，做做家务，学习几道拿手好菜，做给家里人吃，以缩小角色改变的反差，提高自我存在的价值，顺利度过离退休不适期。要多读书看报，收听广播看电视，加强自己的思想修养，充分认识到生老病死这样一个自然规律，正确对待退休后生活上发生的变化，达观处事，不脱离现实。总之，要安排好自己突然闲下来的日子，让生活过得既充实又没有压力。

（5）生活规律，欢愉有度　保持平时的生活节奏，看电影、电视的时间不宜过长，更不宜通宵达旦跳舞、玩扑克、打麻将，也不要和久别重逢的亲人朋友彻夜长谈。做到起居有常，劳逸有度，清心寡欲，合理营养。

（6）心胸开阔，保持健康心态　消除烦恼，转移不良情绪，保持愉快情绪和心理平衡，尽快进入离退休适应期。要豁达大度，思想开朗，不要总拿自己或家庭的不足和别人比。不要以悲观、压抑的心理看周围环境，遇事不要大悲大喜，心绪不宁。要认识幸福来自愉快的心理状况，而并不完全来自富足的经济状况及权力。要注意和家人的和睦关系，保持情绪稳定、心理平衡、心境恬静、精神愉快。

##  "离退休综合征"是否需要治疗？

退休是人生命发展的自然规律，因为这时人的生理功能开始衰退，体力和智力都明显不及过去，且到了法定年龄，理当高高兴兴地退休。退休后确立一个目标，订出一个计划，或继续关心过去所从事的事业，出主意，当参谋；或系统总结自己的经验，著书立说，写回忆录；或参加各种协会，继续进行科学研究和技术咨询工作。但不管干什么，其中一个重要任务是加强自我保健，积极学习养生之道，避免、减少疾病的发生。

一般情况下，老年人通过自己积极的调适，都能很好地度过离退休之初的适应期，逐渐适应离退休后新的生活，并以积极的生活态度安享晚年。少数不能适应的老年人，如果身体不适、心情不佳、情绪低落，甚至影响正常生活，则可能有严重的心理问题甚至躯体问题，需要到医院找精神心理方面的专家咨询，必要时在专科医师的指导下适当用药物正确治疗，切忌讳疾忌医。

总之，"离退休综合征"是一种因离退休后难以适应现状的一时性身心状况变化，因此它是完全可以预防的，即便发生了也可以通过自我调适，或在家人、朋友、医师的协助下调整心态而逐渐缓解并消失的一种状态。

# 第八节 老年人记忆力下降

 ## 如何正确理解老年人记忆力下降？

记忆力是指个体识记、保持、再认和重现客观事物所反映的内容和经验的能力。一般说来，自中年以后人们的记忆力随着年龄的增长而逐渐衰减是正常的生理现象，这是大脑皮质逐渐萎缩的结果。正常情况下，老年人记忆力下降进展都很缓慢，表现也不会很严重。如果老年人记忆力下降较快，表现也比较明显，那么这种记忆力减退有可能是继发于其他疾病的病理性改变，应该认真地查找可能存在的病理性原因。有些原发病得到及时的治疗后，记忆力可能会得到不同程度的恢复。若在极短时期内记忆减退表现极为严重，甚至出现儿女不识，忘记自己的家庭住址，连自己的姓名和年龄也记不清，并伴随其他显著的躯体症状，这可能是严重急性器质性脑病的表现，应立即前往医院做全面检查，明确诊断并接受相应的临床处理。

 ## 记忆力下降有哪些常见的影响因素？

（1）不良情绪 不良情绪主要是指抑郁、焦虑、愤怒等可对个体造成消极影响的负性情绪。这些不良情绪不仅会影响人的思维，同时也可影响记忆力，导致出现记忆力减退；与情绪有关的压力可能会影响对事件记忆的深度，而对不良的情绪的感受可影响人们对既往事件的细节回忆。例如，当一些事情阻碍人们达到目标时，他们就会感到生气，气愤的人倾向于记住那些可阻碍他们达到目标的有关信息；而快乐的人则会觉察到快乐信号，并且回忆起有关快乐信息的整个情景而不是具体的负性细节。

（2）失眠 人的睡眠是个体躯体和精神的主要休息方式，睡眠质量不佳会负面影响人的记忆力，老年人尤为明显。如果人得不到休息，那么人的记忆力与注意力就会受到影响。由于失眠可使大脑长期处于弱兴奋状态，很多活动不能持久，容易疲劳，容易走神。失眠者注意力和记忆力常集中在自己的病情和几件特别引起自己烦恼的事情上，思想偏执，喜欢钻牛角尖，而对生活中的其他事物兴趣淡漠。失眠的老年人对于失眠症状的不利解释通常能长期记忆不忘，甚至达到强迫思考、不能摆脱的地步，从而抑制了对其他事物的注意力。他们在短暂性失眠或失眠症早期时，常无健忘症状，但当失眠长期持续时，健忘症状就可能经常出现。失眠和健忘本质虽不一样，但两者可以互相影响。失眠可导致和加重健忘，健忘也会间接地加重失眠。

（3）疾病　不管是躯体疾病还是心理上的疾病，都可导致我们出现记忆力减退。可引起记忆力下降的常见的躯体疾病有脑血管疾病、阿尔兹海默病、帕金森病、慢性鼻窦炎、甲状腺功能减退；可引起记忆力下降的常见的心理疾病有神经衰弱、抑郁、焦虑等。由各类疾病所导致的记忆力下降，需要及时寻求专业医务人员的帮助，及时诊断，早做治疗。在疾病得到控制后，通常其记忆力水平下降可明显减缓，甚至能得到不同程度的恢复。

（4）年龄　随着年龄的增长，大脑会逐渐老化，大脑中一些和记忆力有关的神经递质也会随之发生相应的变化，这些变化可使老年人的记忆力逐渐下降。大脑海马区是帮助人类处理长期学习与记忆声光、味觉等事件的大脑区域，但海马体非常容易随着年龄增长而出现功能下降，这使得大脑保留信息能力不断降低。不仅如此，随着年龄的增长，大脑神经细胞会相应地经历一个损耗过程，继而影响大脑中神经传导物质的产生和功能。这种损耗一般从 20 多岁就开始了，年龄越大，影响越明显。此外，老年人还容易产生大脑供血不足，且吸收与大脑记忆力相关营养物质的能力也减弱，也会使老年人记忆力渐进下降。

（5）不合理的生活习惯及嗜好　日夜颠倒的作息时间、用脑过度的工作或学习，这些长期养成的习惯会导致个体疲劳感增加，对外界事物的敏感度降低，从而影响记忆。此外，长时间过度依赖电脑、网络等方式被动接受讯息，不动脑独立思考的生活方式，也会影响个体记忆模式的开发，容易导致记忆力下降。不仅如此，长期抽烟、酗酒等不良嗜好也可严重并持续地损伤大脑认知功能，并使老年人记忆力加速下降。

（6）压力　合理水平的心理压力可以增加我们的记忆力，但是过度的压力就会影响人的记忆力。过大的压力水平可引发大脑海马突触区分子发生化学变化，导致焦虑情绪，并使记忆力和理解力下降。其次，慢性压力会导致与情绪和认知功能障碍相关的大脑内侧前额叶皮质容量减小，进而伤害记忆和学习能力。另外，持续压力会阻止该大脑海马区域产生新的神经细胞，并影响其连接速度。即使短期压力也会导致神经元的产生，并引起与记忆有关的脑细胞之间交流障碍。不仅如此，压力还可引起机体产生内分泌改变，从而使老年人的记忆力下降。压力相关激素皮质醇既可妨碍大脑海马区正常活动，又增加负责情绪反应的大脑杏仁核区的活动，这既可导致情绪反应增强，同时又限制了老年人接受新信息的能力。

##  老年记忆力下降主要表现于哪些方面？

（1）自诉或被观察到有健忘的现象。
（2）无法辨认某种表现是否曾经见过。
（3）没有能力学习和获取新的知识和技术。
（4）无法运用以前已经学会的技术。
（5）不能回忆起某些事情。

（6）无法回忆起过去或最近发生的比较重要的事件。

## 老年记忆力下降的预防及改善措施有哪些？

（1）采取积极健康的生活方式，平时要有规律地生活。

（2）正确进行自我调节，注意保持乐观的情绪和积极向上的心态，特别是在面对生活中的应激事件时，要学会自我减压，保持身心健康。

（3）物品放在相对固定的位置，使用后放回原位，对于一些重要的事情可以采取用笔记录的方式，养成良好的主动获取外界信息的习惯，适度用脑。

（4）日常饮食中应该注意补充新鲜蔬菜水果及玉米、全小麦、豆类、蒜头、蘑菇、奶、沙丁鱼、瘦肉等食物。

（5）每天可以服用一定量的二十二碳六烯酸（DHA）、银杏叶提取物及维生素 E。

（6）定期体检，及早处理体检发现的躯体和心理疾病。如有必要，可遵医嘱服用一些健脑、增强记忆力的中药或西药。

## 老年人可使用的记忆力训练方法有哪些？

（1）积极暗示法　老年人之所以记忆力不佳，是由于对自己的记忆力缺乏自信。在面对一个要记的材料时，这些老人常常想："多难记啊！""这么多，我这么大年纪了，能记住吗？"这种想法是提高记忆力的最大障碍。美国心理学家胡德华说："凡是记忆力强的人，都必定对自己的记忆充满信心。"要想树立起这种信心就要进行积极的自我暗示，经常在心中默念："我一定能记住！"当你对能否记住缺乏信心时，也可以回忆自己过去的成功经验，如"我年轻时成绩可是名列前茅""我几岁的时候就能背许多唐诗"。当这些过去良好的记忆形象再次浮现时，会增强你"一定能记住"的信心。

（2）精细回忆法　我们在平时的学习和生活中，识记了很多东西，却很少去回忆。识记和回忆之间的不平衡，使我们的记忆变得十分模糊。经常回忆，回忆得尽可能精细，是锻炼记忆力的好方法。比如：回忆一间你非常熟悉的房间，想一想房间里都有什么；门窗朝哪开；家具都摆放在哪里；墙上挂有哪些装饰品；暖气片和电灯开关在什么地方等。要回忆得尽量完整无缺。当你再次回到房间时，检查一下你遗漏了什么。想想 1 小时前你在做什么？你在哪里，和什么人在一起，你们在一起都说了什么，那个人长得什么样，你如何向别人描述他的长相。回忆一下你最近看过的电影，电影里都有哪些主要人物，发生了什么事，他们都做了什么，结局如何，要尽可能回想电影中每一个镜头。回忆一下你童年的伙伴，你们在一起都做过什么，还能记起他们的名字吗，他们的家都住在什么地方。

（3）奇特联想法　联想是促进记忆的一种方式。比如，我们遇到一个生字，咩。该字由口和羊组成，口即嘴，羊的嘴，除了吃草，还会叫。羊怎么叫，"咩……"字义出来了，字音也知道。咩，羊叫之声，读 miē。奇特联想是联想的一种，即将要记的东西在头脑中人为地形成一种稀奇古怪的联想，从而帮助记忆。比如，要想记住"狗——自行车"这对词，我们可以想象"狗骑着自行车在马路上逛来逛去"。有人要记"火车、河流、风筝、大炮、鸭梨、黄狗、闪电、街道、松树、高粱"共十个词，可形成如下奇特联想：一个人登上了高速的火车，火车在河流上奔驰，河流上飘来一个大风筝，风筝上架着一门大炮，大炮的炮筒里打出来一只鸭梨，鸭梨打进黄狗的嘴里，黄狗像一道闪电，迅速地路过街道，爬上一棵老松树，咬住了老松树上长着的一棵高粱。

（4）限时强记法　在规定的时间里背诵一些数字、人名、单词等，可以锻炼博闻强记的能力。比如：在 3 分钟内，背诵圆周率 π 小数点后 30 位数字；在 2 分钟内，背诵十个陌生的人名；在 10 分钟内，背诵十个外文生词。

（5）记忆保健操　在头颈后部找到"天柱""风池"二穴，将两手交放于脑后，用拇指的指腹腔按压这两个穴位，每次按压 5 秒钟，突然加压，然后将拇指移开，按压 5～10 次后，就会感到头脑清醒。

 ## 改善老年人记忆力的健康食物有哪些?

（1）卷心菜　富含 B 族维生素，能预防大脑疲劳。

（2）大豆　含有卵磷脂和丰富的蛋白质，每天食用适量的大豆或豆制品，可增强记忆力。

（3）牛奶　富含蛋白质和钙质，可提供大脑所需的各种氨基酸，每天适量饮用可增强大脑活力。

（4）鲜鱼　富含蛋白质和钙质，特别是含有不饱和脂肪酸，可分解胆固醇。

（5）鸡蛋　鸡蛋中含有蛋白质、钙等脑细胞所必需的营养物质，可增强大脑活力。

（6）木耳　含有蛋白质、脂肪、多糖类、矿物质、维生素等多种营养成分，为补脑佳品。

（7）杏子　含有丰富的维生素 A、维生素 C，可有效地改善血液循环，保证脑供血充足，有利于增强大脑记忆力。